KB113191

내 몸 살리는
면역 건강법

이 책을 소중한

_____ 님에게 선물합니다.

_____ 드림

(주)이롬 16년 경력의
연구원이 알려 주는

내 몸 살리는
면역 건강법

| 신성호 지음 |

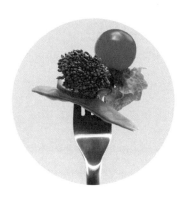

위닝북스

면역력이 건강을 결정한다!

"나는 원래 체력이 약해.", "나는 고혈압에 대한 가족력이 있어."라며 증상을 개선하려 하지 않고 자신의 질병을 인정하는 사람들이 있다. 우리는 몸이 아프면 약국에 가서 약을 구입하거나 병원에 가서 진료를 받는다. 약물 치료를 한 뒤 증상이 사라지면 마음이 안정된다. 그러나 이것은 질병의 근본적인 원인을 해결하지 않고 발병 부위만 치료하는 오류를 범하는 것이다. 그로 인해 수많은 현대인들이 당뇨병, 궤양성 대장염, 아토피 피부염, 고혈압과 같은 만성 질환으로 고통받고 있다. 전 세계를 발칵 뒤집어 놓은 사스, 메르스, 신종 플루, AI 등 지금 우리는 그야말로 바이러스의 공포 시대에 살고 있다. 전 세계의 바이러스가 국내에 들어오는 것도 더 이상 막을 수 없다.

나는 고혈압, 당뇨병, 뇌졸중, 파킨슨병, 암 등으로 고생하는 수

많은 환자들에게 영양 면역 요법을 통한 건강 컨설팅을 진행하고 있다. 그러면서 작은 병을 크게 키우는 사람들, 약에 의존하다가 결국은 이러지도 저러지도 못하는 사람들, 원인을 찾지 않고 일시적인 해결에만 급급해하다가 결국은 고통스럽게 죽음을 맞이한 수많은 사람들을 지켜봐 왔다.

누구나 건강할 때는 잘 모르지만 건강을 잃어버린 후에야 비로소 건강의 소중함을 깨닫게 된다. 우리가 질병에 걸리는 이유는 유전보다 잘못된 생활 습관의 영향이 더 크다. 만성 질환은 반복적으로 잘못된 생활 습관이 굳어지면서 스스로 키워 온 병이다. 나는 일반적인 치료 방법으로는 해결이 어려운 만성 질환자들을 만나면서 면역력에 대한 중요성을 절감하게 되었다.

사람은 태어날 때부터 면역력을 가지고 있다. 우리 몸은 매일 쌓이는 독소와 노폐물을 제대로 해결하지 못하면 오염된다. 그래서 면역 작용을 통해 기침을 일으켜 가래를 배출하고, 설사를 일으켜 몸 안으로 들어온 독소를 배출한다. 질병을 치유하기 위해 우리 몸은 스스로 정화하고 복원하는 것이다. 이렇게 우리 몸을 지키는 방어 시스템이 있음에도 불구하고 질병이 끊임없이 발생하는 이유는 면역력이 떨어졌기 때문이다. 면역력이 떨어지면 외부에서 미생물, 유해 물질, 바이러스, 곰팡이 등이 침입해 인체의 정상적인 기능과 세포 조직들을 쉽게 파괴해 버린다.

우리 몸은 얼마나 튼튼한 면역 시스템을 가지고 있느냐가 건강을 좌우한다. 질병의 상당 부분은 자신의 면역력으로 해결할 수 있다. 결국 건강은 면역력이 답이다. 건강은 인체의 자연치유력을 깨닫고 스스로 자신의 몸을 보살피는 것으로부터 시작된다. 같은 질병이라고 해도 환자들마다 몸 상태가 다르고 질병의 원인도 복합적이다. 치료의 중심은 반드시 자신이 되어야 한다. 현대 의학 기술과 함께 자신의 잘못된 생활 습관을 개선하면서 면역력을 높이는 융합적인 관점으로 관리해야 건강한 삶을 살아갈 수 있다.

100세 시대를 맞아 행복한 인생은 준비된 사람만이 누릴 수 있다. 노후를 준비하는 데 가장 기본적이고 필수적인 것이 바로 건강한 몸과 마음이다. 건강은 하루아침에 완성되지 않는다. 건강은 누구에게나 평생의 숙제다. 몸에 좋다는 말만 듣고 몸에 맞지도 않는 음식을 일부러 찾아서 먹거나, 의사의 말만 맹신해 약물에 지나치게 의존하지는 않았는지 스스로 건강 관리 방법을 되돌아볼 필요가 있다. 내 몸을 가장 잘 아는 사람은 의사도 가족도 아닌 나 자신뿐이다. 건강에 대한 관점을 바꾸고 올바른 건강법을 찾아 적극적인 마음가짐으로 살아간다면 인생의 새로운 2막이 열리게 될 것이다. 건강한 생활 습관이야말로 행복하고 즐거운 인생을 만드는 초석이다.

나는 일상생활에서 누구나 쉽게 면역력을 높일 수 있는 건강한 습관으로 '스타트업 프로젝트(STARTUP-project)'를 제안한다. 생활 습관을 바꾸는 것이 면역력을 높이는 첫걸음이기 때문이다. 7가지 슈퍼 처방전을 통해 오랫동안 자신을 괴롭혀 온 만성 질환의 뿌리를 찾고 해결 방법을 알게 될 것이다. 또한 자신에게 맞는 건강 습관이 무엇인지도 확실하게 알 수 있다.

나는 이 책을 통해 질병의 원인을 제대로 모르고 결과 처리에만 급급해하는 수많은 사람들이 건강한 면역 습관을 기르고 행복한 노후를 보낼 수 있도록 도와줄 것이다. 본문에 나오는 사례 속 인물들은 편의상 가명을 사용했음을 미리 밝혀 둔다.

내가 두 번째 저서를 낼 수 있도록 도와주신 전인적인 건강 멘토 황성주 박사님과 박건영 교수님께 감사함을 전한다. 면역력을 높일 수 있는 생활 습관을 독자분들에게 알릴 수 있도록 기회를 주신 〈한국 책쓰기 성공학 코칭협회〉의 김태광 대표 코치님과 〈위닝북스〉 출판사의 권동희 회장님께도 진심으로 감사의 말을 전한다. 마지막으로 항상 뜨거운 응원을 아끼지 않았던 사랑하는 가족들에게 감사함을 전한다.

2017년 9월

신성호

CONTENTS | 차례

프롤로그

PART
1

생활 습관이 질병을 부른다

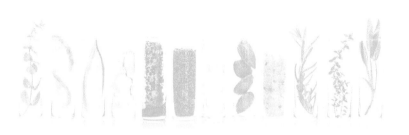

PART
2

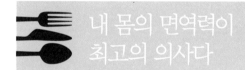

내 몸의 면역력이
최고의 의사다

내 몸이 보내는 생명 신호, 면역력을 잡아라

면역력을 높이는 7가지 슈퍼 처방전

PART
5

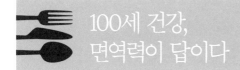

100세 건강,
면역력이 답이다

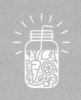

PART 1

생활 습관이
질병을 부른다

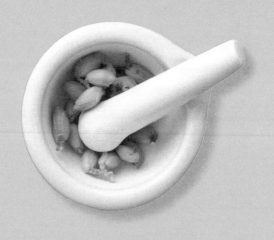

01
나는 왜
늘 아플까?

나는 젊은 시절 체력 하나만 믿고 달려왔다. 아무리 업무량이 많아도 푹 자고 일어나면 피부가 탱탱하고 몸이 거뜬했던 시절이 있었다. 그러나 요즘은 "몸이 옛날 같지 않네."라는 말을 자주 한다. 해가 지날수록 체력은 약해지고 휴일이 되어도 몸의 컨디션은 좀처럼 되돌아오지 않는다. 예전엔 감기에 걸려도 3일이면 금세 회복되었지만, 지금은 한 달이 지나도 잘 낫지 않는다. 퇴근 후 집에 돌아오면 뒷목이 뻣뻣하다. 안마기에 팔을 축 걸어 놓고 등과 목을 이리저리 마사지해 주는 안마기가 없으면 쉽게 피로가 풀리지 않는다.

이것은 나이 탓일까? 아프지 않은 날이 없을 정도로 피로와 통증이 자주 몰려온다. 뚜렷한 병명이 있는 것도 아니다. 그런데 나는 자주 피곤하고 아프다. TV에서 건강 다큐 프로그램을 보고 있으면 환자들과 비슷한 증상을 보이는 부위를 발견하게 된다. 그러면 신경이 곤두서게 되고 큰 병에 걸린 것은 아닌가 싶어서 가슴을 한참 쓸어내린다. 몸을 무리하게 움직이는 것도 아닌데 왜 이렇게 어깨와 허리가 뻐근하게 아픈 걸까? 나는 하루 종일 운전을 하거나 높은 구두를 신고 다닌다. 이렇게 하루를 보낸 뒤 잠을 자기 전까지 소파에 앉아서 구부정한 자세로 잠시 누워 쉰다. 또는 컴퓨터 앞에 앉아서 웹 서핑을 한다. 평소에는 집중해서 일을 하거나 운전을 하다 보면 2~3시간 정도는 금방 지나간다. 무언가에 집중하는 사이에 나의 허리는 묵묵하게 많은 일들을 감당하고 있다. 같은 자세를 유지하기 위해 근육들이 장시간 긴장될 수밖에 없다. 이런 시간들이 반복되다 보니 허리에도 큰 부담이 되고 있었다.

나도 모르는 사이에 오랜 시간 동안 구부정하게 숙인 채 잘못된 자세가 습관이 되면서 심각한 수준으로 허리 질환을 키우고 있었다. 어깨와 허리가 아픈 원인을 제대로 알지 못하고 장기간 방치하게 되면 만성 퇴행성 질환으로 진행된다. 나 자신이 스스로 인식하지 못했던 잘못된 생활 습관들이 몸을 망치고 있었다는 사실을 뒤늦게 깨닫게 되었다.

37세의 김상희 씨는 미용실 원장이다. 워낙 일정이 바쁘다 보니 아침을 거의 굶고 출근해 김밥이나 컵라면으로 급하게 점심을 때운다. 그리고 퇴근 후 저녁 한 끼를 몰아서 먹는다. 그녀는 아침이 되면 몸이 무겁고 온몸이 퉁퉁 붓는다고 했다. 그러나 피로를 풀 시간도 없이 미용실을 열어야 하기 때문에 과로가 누적되어도 잠시도 쉴 틈이 없었다. 그녀는 과로를 하면 대상포진이 자주 재발했다. 대상포진이 시작되면 수십 개의 바늘로 피부를 찌르는 듯한 고통에 온몸이 쑤시고, 옷깃만 스쳐도 아프다고 했다.

나는 최근 대상포진으로 고생하는 환자들을 자주 만났다. 대상포진은 몸속에 잠복해 있던 수두 바이러스가 면역력이 떨어지면서 재발하는 질병이다. 대상포진은 주로 50세 이후에 과로하거나 피로가 누적되었을 때 나타나지만, 요즘은 연령이나 병력에 관계없이 면역력이 떨어지면 언제든지 발병할 수 있다.

건강보험심사평가원의 조사에 따르면 39세 이하 대상포진 환자는 2010년 13만 명에서 2016년 15만 명으로 2만 명이 증가했다. 학업과 취업 스트레스, 업무상의 과로로 면역력이 떨어지고 있는 데다 패스트푸드로 간편하게 식사를 대체하는 식생활 습관과 영양의 불균형으로 대상포진이 쉽게 찾아오는 것이다. 치열한 경쟁에서 자유로울 수 없는 10대 청소년층에서도 대상포진에 걸릴 위험성이 높아지고 있다. 발병 연령층이 점점 낮아지고 있는 것이다. 대상포진은 나이보다 면역력과 관련된 질병이다. 생활 환경과 불규칙한 식생활 습관으로 인해 면역력이 떨어지면서 대상 포진의 발병률이 증가하고 있는 실정이다.

53세의 박동철 씨는 기업 대표이사다. 그는 대장의 선종성 용종을 초기에 발견하지 못해 치료 시기를 놓치고 말았다. 용종은 대장암 3기로 발전했고 열두 번의 항암 치료까지 받아야 했다. 그러나 암은 이미 폐까지 전이된 상황이었다. 그는 반복되는 수술과 항암 치료로 체력이 급격히 떨어져 있었으며 더 이상 항암 치료를 이겨 낼 자신이 없다고 했다.

성인의 15~20%에서 발생할 정도로 흔한 질병인 대장 용종은 대장 검사에서 우연히 발견되는 경우가 많다. 대장 용종이 큰 경우 혈변을 보거나 심한 복통이 발생하기도 한다. 대장암 초기에는 특별한 증상이 없어서 알아차리기가 힘들다. 안타깝게도 대장암은 주로 3기나 4기에 발견되는 경우가 많다. 위의 사례에서 동철 씨는 평소 고기와 소금에 절인 훈제음식과 같이 포화지방이 많은 음식과 술을 즐겨 먹었다. 자극적인 음식이나 과음은 대장에 부담을 줘 장 기능을 약화시키고, 소화를 돕는 소화액 분비가 정상적으로 이뤄지지 못하게 만든다. 이런 경우 소화액 분비가 부족해지면서 소화불량은 물론, 아랫배가 더부룩한 증상과 함께 대장증후군으로 진행된다. 대장은 노폐물이 몸 밖으로 나오기 직전 머물러 있는 대기 장소다. 원활하지 못한 배변 작용과 서구화되고 불규칙한 식습관이 대장 질환의 가장 큰 발병 원인이다. 결국 평소 장내의 면역력이 낮을수록 대장 질환에 걸릴 위험성은 더 높아진다.

한국인의 평균 수명은 80세를 넘어서고 있으며 100세 장수 시대에 진입했다. 하지만 정작 건강하지 못한 인생을 산다면 무슨 의미가 있을까? 건강 수명이 아닌 병상에 누워 있는 생존 수명으로 삶을 보전하면서 오래 사는 것은 결코 행복한 인생이 아니다. 우리는 죽는 날까지 질병 없이 건강하게 사는 것이 무엇보다 중요하다. 우리의 몸은 수천 개의 세포가 태어나기 위해서 끊임없이 화학작용이 일어난다. 우리가 몸을 건강하게 유지하기 위해서는 아플 때만 몸에 관심을 갖는 것이 아니라 지속적으로 건강을 돌봐야 한다.

누구나 건강하게 오래오래 살기를 바란다. 나 역시 건강하게 오래 산다면 더 바랄 것이 없다. 그러나 많은 사람들이 건강하게 장수하지 못하는 것이 현실이다. 우리가 자주 아픈 이유는 스스로 질병을 키우기 때문이다. 건강을 결정짓는 가장 중요한 요소는 평소 자신의 생활 습관이다. 습관은 무의식적으로 반복되는 행동이다. 이러한 습관이 건강과 성공적인 인생을 이끄는 데 핵심적인 역할을 한다. 그러나 우리는 매일 과로나 스트레스에 시달리며 살고 있다. 극심한 스트레스가 오래 지속되면 몸이 긴장하게 되고, 이러한 긴장으로 인해 교감신경이 지속적으로 우위에 놓이게 되어 혈액순환 장애와 면역 저하로 인한 질병을 일으킨다. 그 결과 노후에 만성 질환과 난치병을 얻게 된다. 우리에게 찾아오는 대부분의 질병은 생활 습관으로 만들어진 결과물이다. 질병을 회복하기 위해서는 기본적인 습관이 바뀌어야 한다.

건강은 작은 생활 습관에서부터 시작된다. 나의 생각과 행동이 만들어 놓은 결과가 몸의 상태로 나타난다. 몸이 아프다고 병원에만 의존하지 말고 잘못된 생활 습관부터 점검하자. 100세까지 팔팔하게 살려면 나의 잘못된 생활 습관을 바꾸는 것이 먼저다. 작은 습관 하나가 인생에 큰 변화를 가져올 수 있다.

02
질병에 걸리는
진짜 이유는 따로 있다

56세의 이상현 씨는 레스토랑 대표다. 그는 자신의 건강을 위해 일 년에 한 번씩 정기적으로 건강검진을 받는다. 검사 결과 수치는 매번 정상으로 나온다. 그러나 평소 피로감과 소화불량, 불면증은 쉽게 사라지지 않았다. 그는 정확한 병명이 없기 때문에 치료 방법도 알 길이 없어 답답하다고 했다.

건강검진 결과 아무 이상이 없다고 하는데 상현 씨는 왜 이렇게 자주 피로하고 속이 불편한 걸까? 이처럼 다양한 검사를 받아도 질병의 원인을 명확하게 알 수 없는 경우가 있다. 우리도 평소 뚜렷한 질병이 없음에도 불구하고 쉬어도 해소되지 않는 만성적인 피로감에 시달릴 때가 있다. 심지어 갑자기 찾아온 염증이나 통증으로 고통받으며 병원을 찾는 사람들도 있다.

교통 신호등을 떠올려 보자. 도로 위의 자동차들이 교통 시스템에 따라 움직이듯 우리의 인체도 시스템에 따라 움직인다. 정지를 의미하는 빨간색과 정지를 준비하라는 의미인 주황색, 그리고 진행의 의미인 초록색이 번갈아 빛을 발하며 교통질서를 유지한다. 도로 위 교차로에서 이 신호를 무시하게 되면 교통이 마비돼 자동차들은 대혼란을 겪게 될 것이다.

우리의 인체도 위대한 생명 시스템의 질서 속에서 움직이고 있다. 그렇다면 우리의 건강 신호등은 어떤 불인가? 인체는 건강, 반(牛)건강, 질병의 나양한 신호를 보내고 있다. 몸이 보내는 구호신호가 바로 반 건강이라는 의미다. 반 건강이란 질병은 아니지만 그렇다고 건강하다고 말할 수도 없는 주황색 신호등의 상태를 의미한다. 질병으로 악화되기 직전의 상태로 피로감이나 목과 어깨의 통증, 소화불량, 불안장애, 우울증, 수면장애와 같은 증상이 나타난다. 2010년 국민건강보험공단의 조사에 따르면 건강한 사람이 8.1%, 건강하지도 아프지도 않은 반 건강 상태인 사람이 61.8%를 차지하는 것으로 나타났다. 국민의 대다수가 반 건강 상태라는 의미다. 반 건강 상태는 우리의 노력으로 충분히 고칠 수 있다. 그러나 내 몸이 보내는 작은 신호를 무시하게 되면 반 건강에서 질병으로 발전하게 된다.

건강검진이 나의 건강상태를 모두 말해 주지는 않는다. 그래서 반드시 몸에서 보내오는 작은 신호에 귀를 기울여야 한다. 우리의 인체는 질병이 찾아오기까지 반드시 전조증상이 동반되기 때문이다.

35세의 하시연 씨는 성인 아토피로 걱정이 많다. 평소 업무적으로 스트레스가 많은 그녀는 인스턴트 음식이나 패스트푸드 등을 조금이라도 먹으면 피부 발진이 더 심해진다. 얼마 전엔 생리 불순까지 찾아왔다. 그녀는 생리 불순으로 인해 아토피 증상이 더 심각해질까 봐 고민이다.

요즘 많은 사람들이 환경호르몬의 영향과 먹거리의 오염, 스트레스와 같은 외부 독소로부터 공격을 받아 호르몬의 균형이 깨지면서 아토피, 생리 불순, 여드름과 같은 증상이 나타나고 있다. 특히 몸속에 노폐물이 계속해서 축적되고 독소 물질이 땀으로 제대로 배출되지 못하면 피부에 축적되어 아토피가 더 악화될 수밖에 없다. 아토피는 약물 치료만으로는 완치되기 쉽지 않은 질병이다. 호르몬 불균형과 아토피 해결을 위해서는 약물 치료를 하기 전 먼저 식생활 습관을 교정하고 스트레스 관리를 하는 것이 무엇보다 중요하다. 밤잠을 못 자거나 균형 잡힌 영양 섭취가 어렵거나 운동이 부족하거나 만성 스트레스에 시달리는 건 아닌지 자신의 생활 패턴을 점검해 봐야 한다.

33세의 서지은 씨는 얼마 전부터 눈에 띄게 머리카락이 빠지고 머리숱이 적어져서 고민이 많다. 특히 정수리 부분의 빈 공간이 유독 크게 보이는 탓에 외출 시에는 모자를 쓰고 다닌다. 그녀는 심각한 탈모로 진행될까 봐 신경이 매우 곤두서 있었다.

젊은 여성들도 탈모로 고민하는 경우가 적지 않다. 특히 젊은 여성들에게 찾아오는 탈모는 잦은 다이어트, 불규칙한 식습관, 스트레스가 원인이 되어 발생한다. 건강보험심사평가원에 따르면 2015년 기준으로 탈모 환자가 20만 명 가까이 되는 것으로 나타났으며, 이 중 여성 환자는 8만 5,000명에 달했다. 나 역시 5년 전 잦은 밤샘 작업과 제때 식사를 챙겨 먹지 못하고 과도한 스트레스에 노출되다 보니 원형 탈모가 발생해 고생한 경험이 있다. 탈모는 영양 결핍과 스트레스로 인한 호르몬 불균형, 무리한 다이어트로 인한 면역체계의 이상으로 찾아올 수 있다. 특히 여성의 모발 건강과 정상적인 생리 작용을 위해서는 스트레스나 불규칙한 식생활 습관부터 잘 관리해야 한다.

우리는 누구나 다양한 질병에 노출되어 있다. 질병에 걸리는 이유는 다음과 같다.

첫째, 독소를 부르는 잘못된 생활 습관이다. 건강을 위협하는 환경호르몬의 노출은 불임, 생리통, 아토피의 원인이 된다. 식품첨가물이 함유된 가공식품, 트랜스지방산의 과다 섭취, 불규칙한 식사는 비만, 고지혈증, 동맥경화, 변비와 같은 대사성 질환의 원인이 된다. 특히 폭식을 하게 되면 아직 제대로 소화되지 못한 음식들이 인체에 유해한 독소로 바뀌게 된다. 오랫동안 습관이 된 폭식은 과식으로 이어지고 체내에는 독소와 노폐물이 쌓여 몸의 부담을 더욱더 가중시킨다. 또한 과로, 수면 부족, 과음, 흡연, 스트레스 등은 체질을 산성화시킨다. 산성화된 체질은 활성산소가 과도하게 생성되어 피로가 누적되기 쉬워지고 신체의 면역력을 떨어뜨려 세포의 노화를 촉진한다. 환경오염 물질과 이물질들이 체내에 과도하게 들어오면 해독 능력에 과부하가 걸리게 된다. 결국 독소와 노폐물이 체내에 쌓이게 되어 신진대사를 방해하므로 건강에 적신호가 켜지는 것이다. 우리의 인체는 주기적인 대청소가 필요하며 노폐물이 배출되어야 건강을 유지할 수 있다.

둘째, 잘못된 식생활 습관으로 인한 영양의 불균형이다. 우리가 매일 섭취하는 영양소는 손상된 세포를 재생하고 인체의 생명력을 조절하며 병원균과 이물질을 방어하는 작용을 한다. 그런데 우리는 날마다 입이 즐거운 맛있는 음식들을 선호한다. 그러다 보니 필수 영양소의 섭취는 부족하고, 열량만 가득한 음식을 과잉 섭취하게 되어 비만과 만성 질환의 발병률을 높이고 있다. 현대인들이 대부분 잘 먹는 것 같으나 자주 아프다고 말한다. 그 이유는 우리가 영양실조의 시대에 살고 있기 때문이다. 잘 먹는다는 것의 기준은 맛있는 음식을 먹는 것이 아니라 내 몸에 꼭 필요한 영양소를 섭취하는 것이다.

　질병은 과도한 독소의 축적과 영양의 불균형에서 시작된다. 이 부분이 해결되지 않으면 반 건강 상태로 인체에 다양한 증상과 통증으로 신호가 찾아오기 시작한다. 이 신호를 무시하면 질병으로 발전하게 된다. 질병을 예방하기 위해서는 반드시 체내의 해독 능력과 영양의 불균형을 바로잡아야 한다. 이러한 균형이 깨지게 되면 인체의 항상성도 무너지게 된다. 항상성이란 내 몸의 자동 정상화 장치다. 외부 환경과 체내의 변화에 대응해 매 순간 체내 환경을 일정하게 유지하려는 현상이다.

　우리 몸은 냉커피를 먹는다고 해서 체온이 떨어지지 않고, 뜨거운 찌개를 먹는다고 해서 체온이 올라가지 않는다. 계절이 바뀌어도 온도 변화에 관계없이 체온이 일정하다. 산소 및 이산화탄소의 농도뿐만 아니라, 혈당 수치, 혈압 조절, 산과 알칼리의 균형이 자동으로 조절된다. 이처럼 우리 몸은 외부 환경이나 내부 환경의 변화에 크게 영향을 받지 않으며 일정하게 유지하려는 성질을 가지고 있다. 이러한 항상성이 제대로 작동되어야 생명과 건강을 유지할 수 있다. 그러나 잘못된 생활 습관으로 인해 인체의 생명 시스템인 항상성이 무너지면 질병이 찾아온다. 각종 바이러스와 세균에 감염되고, 알레르기, 아토피, 암과 같은 면역 질환에 걸리게 된다. 약해진 인체의 생명 시스템을 활성화시키려면 먼저 생활 습관을 개선하고 질병의 원인을 제거해야 한다.

인생은 속도보다 방향을 잘 잡아야 한다. 방향을 잃고 속도를 내면 지난 세월을 되돌아보며 후회하는 인생이 되고 말 것이다. 건강 역시 방향이 중요하다. 우리 몸은 여러 가지 악기를 조화롭게 연주하는 오케스트라 하모니와 같다. 어느 한쪽으로도 치우쳐서는 안 된다. 질병에 걸리는 진짜 이유는 해독과 영양의 불균형으로 찾아오는 면역 저하 때문이다. 질병을 예방하기 위해서는 반드시 면역력을 높이는 건강한 생활 습관이 필요하다.

03
내가 먹는 음식이
내 몸을 병들게 한다

　35세의 김현경 씨는 직장 생활을 하는 미혼 여성이다. 그녀는 집에서 요리를 하는 일이 거의 없다. 퇴근 후 저녁 식사는 주로 식당에서 조리된 음식을 포장해 와서 먹는다. 혼자 살다 보니 요리를 하면 오히려 버리는 게 더 많아서 차라리 요리할 시간에 쉬는 게 낫다고 생각한다. 그녀는 요즘 친구들과 맛집을 다니면서 다양한 메뉴로 점심과 저녁을 해결한다.

　요즘 현대인들은 문화생활을 하거나 자신만의 가치를 추구하는 데 많은 시간을 투자한다. 그러다 보니 집에서 밥을 해 먹을 만한 시간적인 여유가 없다. 오히려 외식을 하는 것이 경제적이고 다양한 음식을 즐길 수 있어서 효율적이라고 생각한다. 바쁜 일상 속에서 간편하게 즐기는 외식으로 문화 트렌드가 바뀌고 있는 것이다. 심지어 다양한 사람들의 입맛에 맞춰 갖가지 메뉴들이 등장해 우리의 혀를 즐겁게 해 주고 있다. 음식점에서 포장해 온 음식을 집에서 먹기도 하고, 배달 음식을 이용해 간편하게 식사를 즐기기도 한다.

이러한 외식 문화가 활발하게 성장할 수 있었던 이유는 바로 1인 가구 수의 증가 때문이다. 통계청에 의하면 국내 1인 가구 비중은 지난 1990년에는 9.0%에 불과했지만 2010년에는 23.9%로 증가했으며 2015년에는 27.2%까지 늘었다. 2035년에는 34.3%에 달할 것으로 예측하고 있다. 혼밥, 혼술 등 나홀로족을 겨냥한 새로운 식생활 문화가 등장한 것도 바로 이 때문이다.

또한 여성의 사회활동 참여율의 증가도 외식 문화를 늘리는 데 한몫했다. 통계청에 의하면 여성의 경제활동 참여율은 1980년 47.6%, 2010년 48.5%로 서서히 증가했으며 2015년에는 51.8%로 절반을 넘어섰다. 맞벌이 부부의 비중도 점점 늘어나고 있다. 이렇다 보니 바쁜 일정 가운데 집밥보다 빠르고 간편하게 해결할 수 있는 외식이 일상생활이 된 것이다.

직장인이라면 누구나 하루 한 끼 이상은 외식으로 식사를 해결한다. 주로 손쉽게 배달하거나 간편하게 즐길 수 있는 치킨이나 피자, 햄버거를 즐겨 먹는다. 여기에 요즘 새롭게 주목받고 있는 곳이 바로 편의점과 백화점 푸드 코트다. 근처에 널려 있는 편의점에서 도시락으로 간편하게 식사를 대신할 수 있고, 푸드 코트에서는 전 세계의 다양한 음식들이 선보이고 있다. 2016년 외식소비행태조사에 따르면 우리 국민은 월평균 15회의 외식을 하고 주로 치킨, 햄버거, 김치찌개와 같은 메뉴를 즐기는 것으로 나타났다.

우리는 이미 과거에 비해 풍족한 식사를 하는데도 더 맛있고 많은 음식에 대한 탐욕이 끝이 없다. 안타까운 사실은 트렌드를 좇아가는 외식 문화가 과식과 비만의 원인이 되며 우리 몸을 병들게 하고 있다는 것이다.

음식에 풍미를 더해 주고 입맛을 즐겁게 해 주는 식품들이 있다. 바로 흰 설탕, 흰 소금, 흰 밀가루의 삼백식품이다. 이 성분들은 우리의 뇌를 더 강한 중독에 빠지도록 유도하고 더 먹고 싶다는 충동을 일으킨다. 우리는 탐욕스러운 식욕으로 삼백식품이 많이 포함된 음식을 과식하게 되고, 이러한 음식들이 건강하지 못한 식생활 습관을 만든다. 결국 중독에 빠져 끊임없이 건강을 해치는 악순환 고리가 형성된다. 과식과 비만의 순환 고리를 끊기 위해서는 자신의 식생활 습관을 점검해 봐야 한다. 무조건 맛있는 음식만 섭취하는 것이 아니라 내 몸에 꼭 필요한 음식을 섭취해야 한다.

하루의 긴장이 풀리면서 몸과 마음의 피로를 달래 주는 정신적인 피로회복제는 바로 야식이 아닐까? 하지만 늦은 밤 먹은 음식들이 충분히 소화가 되지 않은 상태에서 잠자리에 들게 되면 위장에 부담이 된다. 야식을 자주 먹으면 식도와 위 사이를 조절하는 근육에 문제가 생겨 위산 역류가 발생한다. 야식은 과식을 유도하기 때문에 수면을 취하는 데 방해가 되고 불면증을 동반하게 된다. 야식을 먹고 바로 잠자리에 들면 칼로리가 적게 소모되고 지방으로 축척된다. 야식은 완전히 소화되지 않으므로 아침과 점심 식사를 제대로 할 수가 없다. 오히려 위산을 과다하게 분비하고 위염을 일으키며 이러한 현상이 지속되면 위궤양으로까지 발전한다. 지속적으로 야식을 먹으면 비만은 물론 당뇨, 고혈압, 고지혈증, 심혈관 질환, 뇌혈관 질환에 걸릴 가능성도 커진다.

당뇨병에서 고지혈증으로 발전한 42세의 고남기 씨는 영업과장이다. 업무상 일정이 규칙적이지 못하다 보니 불규칙한 식생활이 반복되었다. 그는 식사 시간이 일정하지 않기 때문에 허기가 찾아오면 건강을 챙기기는커녕 아무거나 먹곤 한다. 하루에 한 끼라도 굶으면 혈당이 떨어지기 때문에 항상 초콜릿과 쿠키를 가지고 다닌다. 이러한 불규칙한 식사가 그의 당뇨 합병증을 키우게 된 것이다.

나는 16년간 환자들의 영양 상담을 하면서 그들의 식생활에 문제점이 있다는 사실을 발견하게 되었다. 특히 당뇨병 환자들이 대부분 식사 조절을 제대로 하지 못하고 있었으며 식탐을 부려서 폭식하는 경우가 많았다. 빈속에 폭식과 폭음을 하게 되면 극도의 허기짐과 급격한 포만감으로 저혈당과 고혈당이 반복되어 혈당의 기복이 크고 심각한 위장장애를 일으키게 된다. 당뇨병이 가장 무서운 이유는 바로 고혈압과 만성 신부전증과 같은 순환장애의 합병증을 동반하기 때문이다. 당뇨병은 평생 혈당 조절을 하면서 합병증이 발생하지 않도록 노력해야 한다. 당뇨병 환자는 반드시 건강한 밥상에서부터 혈당 조절을 시작해야 한다. 무엇보다도 자신에게 필요한 하루 열량을 영양소별로 골고루 섭취해야 한다. 건강한 식생활이 혈당과 혈중 지질 농도, 그리고 혈압을 정상 수준으로 유지할 수 있게 한다. 스스로 생활 습관을 교정한다면 얼마든지 혈당을 관리할 수 있으며 더 나아가 당뇨병을 극복할 수 있다.

생명을 유지하는 데 가장 기본적인 것이 바로 먹는 것이다. 우리는 이것저것 가리지 않고 무엇이든지 잘 먹어야 건강해진다고 생각한다. 하지만 잘 먹고 잘 사는데도 우리는 항상 피곤하다. 언론에서는 항생제를 맞고 지방 사료를 먹고 자란 닭과 오리, 유전자 조작으로 키운 수입식품, 농약이 가득한 채소와 과일, 원료의 근원을 알 수 없는 즉석식품과 같이 유해한 식품에 대한 뉴스가 봇물 터지듯 터져 나오며 위태로운 먹거리에 대해 경종을 울리고 있다.

먹거리는 우리의 생명과 직결된다. 음식을 잘못 먹으면 오히려 질병을 유발하고 생명을 위협하는 치명적인 독소가 될 수 있다. 잘 먹는다는 의미는 무엇이든 잘 먹는 것이 아니라 몸에 이로운 것을 잘 가려서 먹어야 한다는 뜻이다. 건강에 도움이 된다고 생각해서 먹은 음식이 오히려 몸에 부담을 줄 수 있기 때문이다. 시대가 바뀌면서 사람들이 외식 문화를 통해 다양하게 잘 먹고 있는 것 같지만, 식품을 통한 완전한 영양 섭취는 점점 더 어려워지고 있다. 건강에 이로운 음식의 기준은 양이 아니라 질이라는 것을 명심하자.

지금은 누구나 삼시 세끼를 잘 먹는 시대다. 언제 어디서든지 간편하게 내가 원하는 음식을 24시간 내내 즐길 수 있다. 그러나 내가 먹는 음식이 내 몸을 병들게 하고 있다는 사실도 알아야 한다. 잘 먹는다는 의미가 달라진 지금, 어떤 것을 먹어야 할지 진지하게 생각해 보자. 무엇이든 잘 먹는 것이 아니라 가려서 잘 먹어야 한다. 그렇지 않으면 혀끝의 달콤한 유혹에 빠져 자신의 건강을 잃어버리게 될 것이다. 오늘부터 잘 먹고 있다는 착각에서 벗어나 내 몸이 원하는 식사를 챙겨 보자.

04
건강하려면
살 대신 독소를 빼라

우리는 넘쳐나는 먹거리들이 식욕을 끊임없이 자극하며 필요 이상으로 칼로리를 섭취하는 시대에 살고 있다. 특히 스트레스를 받으면 배가 고프지 않아도 습관적으로 단 음식을 찾는 사람들이 많다. 이런 습관이 반복되어 살이 찌면 결국 최후의 선택으로 다이어트를 결심하게 된다. 가장 쉬운 다이어트는 바로 굶는 것이다. 굶는 다이어트는 단기간에 눈에 띄게 체중을 줄일 수 있다. 하지만 체중 감량만을 목표로 하기 때문에 영양 섭취에 소홀해지므로 건강에 무리가 된다. 식사량을 조절하기 위해 가볍게 끼니를 때우고 영양이 부족한 정크 푸드로 채운다면 우리 몸은 심각한 영양 불균형 상태가 된다. 영양 결핍으로 인해 오히려 건강이 악화되고 요요현상이 일어나기 쉽다.

우리 몸은 매일 세포들의 재생 작용이 일어난다. 영양소와 산소, 호르몬을 운반하는 적혈구를 만들고 손상된 세포를 재생하며 튼튼한 뼈세포를 만들기 위해서는 절대적으로 영양소가 필요하다. 우리 몸은 세포를 재생하고 활동하는 데 필요한 에너지를 공급해야 하기 때문에 지속적으로 음식을 섭취해야 한다.

문제는 굶는 다이어트를 자주 한 사람들은 그렇지 않은 사람보다 다이어트가 더 어려워진다는 것이다. 주기적으로 굶을 경우 인체에 필요한 에너지와 영양 공급에 문제가 생기고 결국 근육량이 떨어지게 된다. 근육량이 떨어지면 기초대사량도 현저하게 떨어질 수밖에 없다. 기초대사량이 떨어지면 세포는 에너지를 저장하는 능력이 높아지게 된다. 에너지의 저장성이 높아질수록 인체의 노폐물을 분해하고 해독하는 능력이 떨어지게 되고, 결국 다시 폭식하는 식생활로 이어져 요요현상이 나타나게 된다.

잘못된 다이어트는 살을 빼도 다시 살이 찌게 되는 악순환을 부른다. 굶는 순간 우리 몸은 오히려 더 많이 먹겠다고 작정하는 것과 다름없다. 결국 굶으면 건강한 다이어트의 패배자가 되어 버리는 셈이다.

26세의 송하리 씨는 165cm의 키에 93kg으로 고도비만이다.

그녀는 학원 영어 선생님으로 야간 수업을 하기 때문에 저녁에 체력 소모가 많다. 그래서 수시로 사탕과 초콜릿을 즐겨 먹는다. 하리 씨가 수업을 마치고 나면 밤 10시가 된다. 그때부터 시작되는 허기짐의 신호를 견딜 수 없는 그녀는 어김없이 야식을 먹는 습관이 생겼고, 그 결과 만성 위염과 고혈압에 시달리게 되었다.

요즘에는 많은 사람들이 밥을 먹은 뒤 후식으로 초콜릿이나 쿠키, 빵, 케이크와 같이 단 음식을 즐겨 먹는다. 달콤한 음식은 우리에게 짧은 행복감을 안겨 준다. 그런데 이 달콤함의 유혹으로 발생하는 식욕은 억제하기가 어렵다. 식욕 조절이 잘 된다면 체중 조절도 해결할 수 있다. 그러나 이것은 그리 쉬운 일이 아니나. 나이어트의 실패는 탄수화물 자체가 문제라기보나는 필요 이상으로 탄수화물을 많이 섭취하기 때문이다.

누구나 손쉽게 빵, 과자, 초콜릿과 같은 단순당을 간식으로 먹다 보면 탄수화물을 과잉 섭취할 수밖에 없다. 그러다 보면 탄수화물 중독에 걸리게 된다. 탄수화물을 필요 이상으로 과다하게 섭취하면 에너지원으로 쓰고 남은 포도당을 지방으로 전환하게 되고 이것이 비만의 원인이 된다. 설탕이 많이 함유된 시리얼, 비스킷, 아이스크림, 사탕, 그리고 빵과 같은 탄수화물 식품의 섭취는 영양이 풍부한 다른 음식들의 섭취를 방해하기 때문에 영양 불균형이 쉽게 발생한다.

탄수화물의 과다 섭취는 혈당을 급격히 올리며 고혈압이나 대사증후군을 일으킨다. 보건복지부가 발표한 2015년 한국인 영양소 섭취기준 자료에 따르면 50~64세 남성의 탄수화물 섭취량이 전체 에너지 섭취량의 67.8%, 여성은 69.6%였다. 또 65세 이상 남성의 경우 72.1%, 여성은 76.4%로 나타났는데 다른 연령대가 60% 초반을 유지하는 것과 비교하면 매우 높은 수치다. 성인이 하루에 섭취하는 탄수화물의 적정 비율은 총열량의 55~65%다. 그러나 탄수화물을 통해 총 에너지의 70% 이상을 섭취하면 당뇨병이나 대사증후군과 같은 질병의 위험이 증가한다. 혈당지수가 높은 음식을 조금씩 자주 먹으면 혈당이 높이 올라가고 인슐린이 과도하게 분비되어 비만이나 당뇨병의 원인이 된다.

　장 속에 있는 유해균이 가장 좋아하는 것이 바로 단순당이다. 단순당이란 흰 쌀밥과 빵, 떡, 사탕, 아이스크림, 과자, 초콜릿 등의 정제된 탄수화물이다. 단순당 식품은 위장의 운동 기능을 떨어뜨려서 노폐물이 몸에서 배출되는 시간을 늦춘다. 또 변비를 유발해서 부패의 가능성을 높이며 몸속에서 염증 반응을 일으킨다. 단순당의 섭취는 면역력을 떨어뜨리고 장 속에서 유해균 증식을 억제하는 것을 어렵게 만든다. 유해균이 증식하는 이유는 유해균을 억제하는 장내 환경이 악화되어 유해균이 더 잘 자랄 수 있는 환경이 만들어지기 때문이다. 유해균은 소화되지 않은 음식물을 먹으며 유익균과의 공존을 싫어한다. 유익균이 많을수록 유해균이 자라는 것을 억제하기 때문이다. 유해균은 유익균의 먹이가 되는 식이섬유와 올리고당을 좋아하지 않는다. 유해균이 많이 자라는 상황은 단순당을 많이 섭취하거나 야채와 과일의 섭취가 부족할 때다. 잘 분해되지 않은 음식들이 소장으로 내려올 때 유해균의 증식률이 높아지고 장내 환경에 독소들이 많아지게 된다. 그래서 탄수화물 중에서도 식이섬유가 풍부하고 혈당지수를 낮추는 복합당을 섭취하는 것이 바람직하다.

그다음으로 장 속에 있는 유해균이 좋아하는 것은 야식이나 과식이다. 야식으로 고기를 많이 먹으면서 잘 안 씹어 먹으면 유해균이 정말 좋아한다. 주로 화식(火食)을 섭취하게 되면 소화 효소가 파괴되어 음식물의 소화에 부담을 주게 된다.

한국인은 서양인보다 장이 길어서 그만큼 음식물을 부패시키는 데 유리한 조건을 갖고 있다. 그러나 이것은 한국인의 대장암이 급격하게 증가하는 원인이 되기도 한다. 특히 요즘은 속이 쓰릴 경우 약국에서 제산제를 많이 복용하는데, 이때 위산이 희석되므로 유해균이 아주 좋아하는 환경이 된다. 세포 내에 독성물질을 생성하고 축적해 질병의 원인이 된다. 우리 몸은 제대로 해독이 이루어지지 않으면 산화 물질과 노폐물이 축적되어 항상성에 심각한 영향을 주게 된다. 이러한 물질들은 직접적으로 세포의 항상성을 방해하거나 조직의 기능을 손상시킨다.

많은 사람들이 특별한 병이 없음에도 몸이 피곤하고 무거운 증상을 호소한다. 이러한 증상은 해독의 알림 신호라는 사실을 알아야 한다. 그러나 우리는 질병을 진단받은 상태가 아니기 때문에 대게 이러한 신호를 무시한다. 독소가 유입되면 몸은 항상성을 유지하기 위해 독소를 처리하는 활동을 시작한다. 그러나 해독 기관의 처리 범위를 넘어서 다량의 독소가 유입될 경우에는 정화 작용에 과부하가 걸리게 된다. 해독 기능이 떨어지면 처리되지 못한 독소가 몸 안에 쌓이게 되고 대사 장애인 대사증후군을 일으킨다.

잘못된 다이어트 역시 질병을 부른다. 다이어트는 속도가 아니라 과정이 더 중요하다. 적게 먹어야 한다는 강박관념이 더 많은 독소들로 몸을 살찌게 한다. 우리 몸은 독소를 해결하는 자정 능력이 있다. 그러나 그 한계치를 뛰어넘을 때 질병은 찾아온다. 정상적인 활동 과정에서 생성되는 잔여 물질이나 외부에서 유입된 유해 물질인 독소를 대사과정을 통해 몸 밖으로 배출해야 한다. 체내에 독소가 많이 쌓이게 되면 병원에서 치료를 하더라도 큰 효과를 기대할 수 없다. 건강하게 살고 싶다면 살 대신 독소를 먼저 빼야 한다.

05
번아웃 증후군이
면역력을 떨어뜨린다

대도시의 사무실 밀집 지역은 낮보다 밤이 더 화려하다. 빌딩 층층에는 불이 환하게 켜져 있고 직장인들은 늦은 시간까지 야근에 시달린다. 과중한 업무로 주말에도 제대로 쉬지 못하고 일을 붙잡고 있는 경우도 많다. 누구에게나 주어진 24시간이지만 무슨 일이 그리 바쁜지 삶의 여유 시간마저 줄여야 하는 상황이다. 쉼 없는 업무와 밤샘 작업을 반복하는 삶에서 벗어날 줄 모르고 살아가고 있는 것이다.

직장인과 가정주부, 그리고 학생들조차도 시간의 늪에 빠져 살아간다. 2015년 2월 18일 SBS 뉴스에서는 "먹고 자고 씻는 것처럼 생존을 위해 꼭 필요한 데 쓰는 시간은 일주일 168시간 가운데 약 90시간이다. 이를 제외하고 78시간이 남는데 OECD 국가 가운데 우리나라는 두 번째로 일을 가장 많이 하며 출퇴근과 등하고 시간도 가장 길다. 먹고 자는 시간을 줄일 수밖에 없으며 아침 식사는 거르기 일쑤고 수면 시간은 OECD 국가 중 대한민국이 최저 수준이다."라고 보도했다. "시간이 없어.", "요즘 너무 바쁘다, 바빠."라는 말이 당연하게 들릴 정도로 사람들은 시간의 빈곤 속에서 정신없이 살아간다. 더 나은 삶을 위해 바쁘게 달려온 것이 이제는 인생의 행복마저 빼앗아 가고 있는 것이다.

인생은 장거리 마라톤과 같다. 목표한 결승점까지 완주하기 위해서는 평균 속도를 유지하면서도 빠르게 뛰어야 할 구간과 천천히 나아가야 할 구간을 나눠야 한다. 그러나 속도가 제대로 조절되지 않으면 '번아웃 증후군'이 찾아온다. 번아웃 증후군은 탈진 또는 소진 증후군이라고도 부른다. 한 가지 일에만 몰두하다 보면 신체적·정신적으로 스트레스가 계속 쌓여 극도의 피로감을 느끼며 에너지를 충분히 확보하지 못해 무기력증이나 심한 불안감과 분노, 의욕 상실에 빠지게 되는 현상을 말한다.

한국인의 평균 수명은 이미 80세를 넘었으며, 생산 활동에 투자되는 노동 시간 역시 비약적으로 늘어났다. 그러나 자신을 위해 투자하는 온전한 여가는 점점 줄어들고 있다. 그러다 보니 길가에 흔한 나무와 들꽃의 아름다움도 돌아볼 여유 없이 하루하루를 바쁘게 살아가고 있다.

56세의 고창길 씨는 중소기업 대표이사다. 과로와 과음이 일상생활이었던 그에게 어느 날 갑자기 뇌경색이 찾아왔다. 그는 이 사실을 가족들에게만 말하고 회사 직원들과 협력업체에는 알리지 않았다. 회사의 영업 실적에 부정적인 영향을 줄 것이라고 생각했기 때문이다. 정말 가슴 아픈 일이다. 이 시대 중년 남성은 사회의 치열한 경쟁에서 뒤처지지 않기 위해 무한 질주를 해야 한다. 경쟁 사회에서 살아남기 위해서는 건강을 돌아볼 여유가 없다. 경제적으로 큰 성취를 이루었지만 항상 쫓기듯 바쁜 삶을 살아간다. 심지어 요즘은 인터넷이나 스마트폰으로 언제 어디서든 일할 수 있는 세상이 되었다. 그러다 보니 일에 대한 강박관념에 시달리는 중년들이 늘어나고 있다. 심지어 일을 하지 않으면 불안해하거나 일 중독에 빠져 탈진 상태에 이르게 되는 경우도 많다.

피로가 제대로 안 풀린 상태에서 또 한 주가 시작되면 피로가 누적되어 만성 피로에 시달리게 된다. 이런 기간이 길어지면 나중에는 쉬어도 피로가 풀리지 않는 질병으로 발전한다. 과도한 스트레스에 노출되면 면역체계가 무너져 갑자기 큰 병에 걸리기도 한다. 피로가 만성이 되면 피로감뿐만 아니라 미열이나 두통, 근육통에 계속 시달리며, 림프절에 부종이 생기고, 과민성 대장 증후군으로 고생하며, 심한 감정 기복으로 우울증과 수면장애가 나타난다. 만성 피로는 복합적인 생활 습관으로 인해 감염성 질환과 면역체계 이상, 호르몬 대사 장애의 원인이 된다. 아무리 삶이 피곤하고 힘들어도 반복되는 일상에 젖어 세월이 흐르는 대로 몸을 맡겨서는 안 된다. 중년이라는 인생의 전환기를 맞이해 자신의 몸과 마음이 무슨 말을 하고 싶어 하는지 귀를 기울여야 한다.

62세의 정규홍 씨는 10년 전 부인과 사별했다. 남겨진 두 아이를 혼자 키우다 보니 정신없이 일만 하며 살아왔다. 그는 과일과 야채 매장을 운영하며 밤낮으로 일한 끝에 두 자녀를 대학교 졸업까지 잘 키워냈다. 그러던 어느 날 규홍 씨는 새벽에 시장에서 갑자기 심장마비로 사망하고 말았다. 항상 긴장한 상태로 살아가며 건강을 충분히 돌보지 못해 몸과 마음은 이미 탈진한 상태였다. 자녀에 대한 책임감이 컸고 만성 스트레스로 하루하루를 살아가며 자신의 건강을 챙기지 못해 발생한 비극적인 결과였다.

번아웃이란 자동차가 연료 없이 달리는 것과 같다. 연료 없이 달리던 자동차는 결국 망가지고 만다. 워커홀릭으로 직장에 매여 있는 사람들도 있다. 우리 몸이 보내는 작은 신호를 무시하거나 건강을 돌보지 않는다면 호미로 막아도 될 것을 가래로 막아야 하는 일이 벌어지고 만다. 번아웃 증후군을 예방하기 위해서는 자신이 번아웃 상태라는 것을 먼저 인정해야 한다. 그리고 실현 가능한 목표를 세우고 마음의 여유를 가져야 한다. 오랜 시간 자신도 모르게 서서히 번아웃 상태가 되어 버리면 다시 회복하기가 쉽지 않다. 자신의 에너지 상태가 어떠한지 또는 보충해야 할 에너지는 무엇인지 점검해야 한다. 일에 대한 집착을 버리고 지금 하는 일이 진짜 자신이 원하는 일인지, 자신에게 잘 맞는지, 그리고 정신적·신체적으로 이상 증상이 없는지 자신의 몸 상태에 주의를 기울여 보자. 인생에서 가장 활발하게 활동하고 즐거움을 누려야 할 중년에 뇌혈관 질환, 심혈관 질환으로 준비 없이 돌연사가 찾아오는 것은 막아야 하지 않겠는가.

48세의 홍미영 씨는 정기적으로 건강검진을 받으며 꾸준히 건강을 관리한 결과 현재 30대의 피부와 체력을 자랑하고 있다. 하루의 영양 섭취에도 신경을 많이 쓴다. 아침 식사는 뇌와 간 기능을 활성화하기 위해 생선이나 견과류와 같은 불포화지방산이 많이 포함된 음식을 섭취하고, 점심은 소화가 잘 되는 야채 샐러드와 에너지원으로 활용도가 높은 단백질 위주의 식사를 한다. 저녁에는 위와 간에 부담을 주지 않도록 붉은 고기나 탄수화물을 줄이고 소식한다. 또한 건강을 위해서 운동은 필수다. 운동을 할 때는 반드시 유산소 운동으로 가볍게 몸을 풀어 주고 근력 운동을 병행한다.

건강한 식생활과 규칙적인 운동은 정신 건강과 체력을 유지하는 데 매우 중요하다. 우리의 몸은 정직하다. 자신이 신경을 쓰는 만큼 건강이 회복된다. 그래서 우리는 건강을 위해 반드시 노력하고 투자해야 한다. 충분한 건강을 확보해야 면역력이 떨어지지 않기 때문이다.

실제로 주위를 둘러보면 많은 사람들이 중년의 문턱에서 혼란과 갈등을 겪으며 몸과 마음의 상처로 고통받고 있는 것을 볼 수 있다. 나이 드는 것을 아쉬워하며 세월을 탓하거나 속앓이를 하는 것보다 병든 자신의 몸과 마음을 더 많이 사랑해 주고 정성껏 보살펴 주어야 한다. 중년은 자신의 열정과 생명력을 다시 회복하면서 아름답게 꽃을 피우는 인생의 황금기다. 이러한 시기에 가장 소중한 한 가지를 선택하라면 바로 '건강'일 것이다. 우리의 생명은 한 번뿐이다. 돈도 명예도 중요하지만 질병으로 시달린다면 돈이 무슨 소용이 있겠는가? 건강의 위기 신호가 울리는 바로 지금이 경각심을 갖고 건강을 돌봐야 할 골든타임이다. 건강이 없으면 멋진 성공도, 아름다운 인생도, 그리고 자신도 이 세상에 존재하지 않는다.

06
생활 습관을 보면
질병이 보인다

40대의 박남기 씨는 하루에 8시간 이상 컴퓨터 앞에 앉아서 일하며, 중간중간 고개를 숙이고 스마트폰을 들여다본다. 업무를 시작해서 끝날 때까지 고정된 자세로 앉아 목을 뺀 상태로 일한다. 옆에서 자세를 관찰해 보면 고개가 어깨보다 앞으로 빠져 나와 있고 등이 굽어 있었다. 그는 어깨와 목 주위가 자주 뻐근하고 쉽게 피로감과 어지러움을 느낀다고 했다. 남기 씨는 이미 거북목 증후군이 심해져 목 디스크가 진행 중인 상태였다.

과거에 비해 허리 통증보다 목 통증을 호소하는 사람들이 늘고 있다. 일상생활 속에서 디지털 기기의 사용이 늘어나면서 쉽게 찾아볼 수 있는 현상이다. 거북목 증후군은 구부정한 잘못된 자세로부터 시작된다. 거북이가 목을 내밀 듯 몸에서 머리와 목이 곡선을 그리며 길게 빠져 나온 자세를 말한다. 평소 컴퓨터 모니터를 많이 보는 사람들이나 고개를 쭉 빼고 스마트폰을 보거나 눈높이가 맞지 않는 책상에서 상시산 컴퓨터를 하는 행동들이 거북목의 원인이 된다. 거의 모든 일들을 컴퓨터나 스마트폰으로 해결하다 보니 한 자세를 오랜 시간 유지하면서 집중해야 하기 때문이다.

거북목 증후군은 머리가 숙어지지 않고 목만 나와 만성 통증과 두통을 유발한다. 이러한 증상이 오래 지속되면 목뼈가 변형되는 결과를 가져오며 구부정한 자세로 앉는 게 습관이 되어 허리까지 부담을 주게 된다.

건강보험심사평가원에 따르면 거북목 증후군으로 병원 치료를 받은 환자는 지난 2011년 606명에서 2015년 1,134명으로 두 배 가까이 늘어난 것으로 나타났다. 주로 나이가 들면서 근육이 줄어들수록 확률이 더 높다. 심지어 성인뿐만 아니라 아이들의 목 건강에도 비상이 걸렸다. 평균 연령이 점차 더 낮아져 10대나 20대 초반의 비율도 많이 늘고 있다. 장시간 앉아 있거나 컴퓨터 앞에 있는 시간이 길수록 목과 척추에 부담을 주고 건강을 해치게 된다. 하루 종일 앉아서 스마트폰과 컴퓨터만 쳐다보며 손가락만 움직이는 것이 건강에 좋을 리 없다. 뒤통수와 어깨, 목에 만성 통증이 생기면 두통과 함께 피로가 쉽게 찾아온다. 청소년의 경우 학습 능률과 집중력이 떨어질 수밖에 없다. 게다가 청소년은 목 디스크 수술을 시행하기도 매우 어렵다. 그래서 평소에 바른 자세를 가질 수 있도록 지도해야 한다.

목과 허리의 통증은 만성적인 질환으로 발전하기 때문에 무엇보다 생활 습관을 개선해야 한다. 척추 질환은 만성적인 퇴행성 질환이며 시간이 지날수록 질병도 깊어진다. 우리의 몸을 다양하게 잘 활용해야 퇴화되지 않는다. 사용하라고 만들어 놓은 것을 사용하지 않으면 퇴화되어 결국 제 기능을 할 수가 없다. 건강한 생활을 위해서는 부지런히 몸을 움직이고 사용해야 한다.

24세의 김윤희 씨는 잡지 편집 디자이너다. 오전 8시에 출근해 밤 12시에 퇴근할 때까지 그녀가 쉬는 시간은 식사 시간으로 주어지는 단 30분이다. 한번 일을 시작하면 최소 3시간 이상 휴식 없이 일해야 하고, 식사마저도 허겁지겁 마친 뒤 다시 일을 해야 한다. 야근과 폭음으로 인해 복부 비만은 기본이고, 입사 일년 만에 만성 피로가 고지혈증으로 이어졌다. 몸이 아파 병원을 찾은 적조차 없다던 윤희 씨는 불과 일 년 만에 크고 작은 질병을 달고 사는 처지가 되었다. 그녀는 상황이 이렇게까지 악화되는 동안 자신의 건강 상태에 대해 전혀 알지 못했다고 한다.

사소한 생활 습관이 심각한 질병을 키운다. 큰 문제가 아니라고 넘어가기 쉬우나 이러한 습관을 교정하고 이로 인해 발생하는 증상을 개선하는 일은 생각보다 쉬운 일이 아니다. 특히 대사증후군은 대표적인 생활습관병이다. 국민건강보험공단의 최근 발표에 따르면 2015년 건강검진자 중 대사증후군으로 분류된 인원은 전체의 24%로 성인 4명 중 1명꼴이다. 생활습관병은 식생활의 서구화와 인스턴트, 가공식품 섭취에서 시작된다. 이러한 식품들은 폭식을 유발하는 경우가 많다. 특히 공복에 폭식과 폭음을 하게 되면 극도의 허기짐과 급격한 포만감으로 저혈당과 고혈당이 반복되어 심각한 위장 장애와 혈당 장애를 일으킬 수 있다. 폭식을 하면 소화가 충분히 되지 않고 열량이 높은 음식들을 섭취하게 된다. 지나친 폭식은 결국 질병으로 가는 지름길이 된다. 심지어 식생활의 변화로 인해 초등학생들에게도 성인에게서나 볼 수 있는 대사증후군들이 점점 많이 나타나고 있다.

운동 부족 또한 생활습관병의 원인이다. 과도한 음식 섭취와 운동 부족은 비만과 고지혈증, 심혈관 질환, 뇌혈관 질환, 당뇨, 고혈압의 발병률을 높인다. 이러한 대사증후군은 명확한 치료 방법이 없다. 그래서 반드시 예방이 중요하다. 건강한 생활 습관을 유지하는 것이 최고의 예방이다. 수면 상태, 규칙적인 운동, 식이 조절, 스트레스 관리와 같이 아주 기본적인 습관부터 조절해야 한다. 건강한 생활 습관을 유지해야 대사증후군과 같은 질병으로부터 벗어날 수 있다.

생활습관병은 잘못된 생활 습관에 의해 독소가 체내에 축적됨으로써 생긴다. 독소의 축척은 계속적인 염증 물질을 배출해 세포와 혈관 벽을 손상시켜 만성적인 염증의 원인이 된다. 만성 염증은 변비, 만성 피로, 어깨 결림, 비만, 만성 부종으로 시작되나 시간이 지나면 고혈압이나 당뇨, 그리고 치매와 암으로 병을 더 키우게 된다. 만성 염증으로 찾아오는 질병을 약물에만 의존하지 말고 음식과 잘못된 생활 습관을 바꾸는 것이 우선시되어야 한다. 그러나 많은 환자들이 진료를 받으면서도 질병의 원인을 쉽게 찾지 못한다. 원인을 알 수 없으니 해결도 어려운 것이다.

생활 습관이란 자신의 경험과 학습에 의해 습득된 주기적인 반복 행동이나. 사주 사용하면 익숙해지는 것처럼 자연스럽게 행동이 굳어진다. 과거에는 성인이 되면서 생기는 질병이라고 해 성인병이라고 했으나 성인병은 잘못된 생활 습관이 원인이 되어 찾아오는 질병이므로 지금은 생활습관병이라고 한다. 만성적인 습관이 결국 만성 질환을 일으킨다. 우리가 질병을 바라보는 관점을 바꾸면 질병도 충분히 개선할 수 있다. 잘못된 생활 습관만 잘 고친다면 무서운 당뇨나 뇌졸중, 심지어 암까지도 예방할 수 있다.

우리는 가끔 몸이 피곤하고 머리가 어지럽고 눈이 침침하고 목덜미가 뻣뻣하고 손발이 저리고 얼굴에 열이 오르는 현상들을 겪는다. 이러한 현상이 직접적으로 일상생활에 지장을 주지는 않지만 면역력이 급격히 떨어지면 중풍, 심장병, 암과 같은 다양한 합병증들이 동반되어 생명에 치명적인 영향을 주게 된다.

생활습관병은 자신의 생활 습관으로부터 시작된다. 생각이 행동을 결정하고 행동이 습관을 낳는다. 건강에 대한 올바른 생각에 눈을 떠야 생활 습관도 바뀔 수 있다. 생활습관병은 식습관만 조절하는 것이 다가 아니다. 정기적인 운동 습관, 충분한 휴식과 수면, 지나친 음주나 흡연을 절제하고 자신의 주어진 환경에 감사할 줄 아는 여유로운 마음을 가져야 한다. 생활 습관을 바꾸지 않고 약물 치료로만 해결하려고 하면 답이 없다. 질병은 자신의 생활 습관으로부터 시작된다는 것을 깨달아야 한다. 질병에 걸려 습관적으로 약을 복용하지 말고 질병에 걸리지 않도록 평상시에 생활 습관을 바꾸는 것이 더 중요하다.

100세 건강은 중년에 결정된다

56세의 주부 김경자 씨는 요즘 남편 때문에 걱정이 많다. 남편은 원래 상냥한 성격이었으나 최근 들어 회사 경영이 어려워지고 체력도 급격히 떨어지면서 말수가 줄고 자주 피곤해하며 신경질과 짜증이 늘었다고 했다.

불황으로 인한 경기 침체가 지속되고 '사오정', '오륙도'라는 단어에서 알 수 있듯이 인생 중반부터는 퇴직에 대한 불안감에 생각이 많아진다. 중년이란 직장 업무에 대한 압박감과 건강에 적신호가 찾아오지만 제대로 보호받지 못하고 무거운 책임감으로 인생을 살아내야 하는 시기다. 사업과 승진을 향한 몸부림, 부모님과 자녀를 모두 부양해야 하는 가장으로서의 책임감으로 살아가는 것이다. 그러다 보니 밤낮없이 일에 몰두해야 한다. 꼬리에 꼬리를 무는 업무는 도무지 끝이 보이지 않는다. 어찌 보면 인생이란 하루하루를 버텨 내는 삶의 연속인지도 모른다. 지금과 같은 경쟁 사회에서는 자신의 몸을 돌아볼 여유조차 없다. 가족들을 위해서라면 몸이 아프더라도 고통을 참고 직장으로 향하는 것이 이 시대의 중년이다. 사회적으로 성공을 해도, 경제적인 부의 성장을 이뤄도, 좋은 집에 살아도 그들은 좀처럼 마음이 행복하지 않다.

48세의 성민형 씨는 얼마 전 췌장암 진단을 받았다. 40세가 넘으면서 몸의 신진대사가 변한 것을 느꼈다. 입맛도 변하고 체형도 많이 변했다. 평소 불면증과 긴장에 시달리면서도 큰 불편함이 없어서 쉽게 지나쳤던 것이 병을 키우게 된 것이다.

40~50대 이후 퇴직에 대한 불안감으로 심리적 부담을 크게 느끼는 것이 이 시대의 중년들이다. 고민과 불안, 근심으로 정신적인 스트레스를 자주 받으면 항상 교감신경이 긴장하게 된다. 우리의 몸은 순리적으로 낮에는 집중해서 일해야 하기 때문에 교감신경이 활발하게 작동하고, 휴식을 취해야 하는 밤에는 부교감신경이 우위를 차지해 몸이 나른해지고 잠을 자게 된다. 그런데 밤낮없이 교감신경이 항진된 상태로 과로하고 지나치게 신경을 쓰다

보면 자율신경계의 균형이 깨지고 면역력이 급격하게 악화되어 질병에 걸리기 쉽다.

특히 40대 이후가 되면 체내의 신진대사가 급격히 줄어든다. 신진대사란 몸에 필요한 영양소만 간직하고 몸에 불필요한 노폐물을 배출하는 작용이다. 아무리 식사량을 줄이고 운동을 해도 체중이 줄지 않는 이유는 체내 신진대사 기능이 떨어지기 때문이다. 나이가 들면 들수록 신진대사의 효율성은 더 떨어져서 체력이 쉽게 약해지고 쉬어도 피곤함이 가시지 않는다. 그러므로 신진대사를 높일 수 있는 평소 생활 습관이 중요하다.

아무리 건강한 사람이라도 매일 수천 개의 암세포가 만들어진다. 한 개의 암세포가 종양으로 발전하기까지는 긴 시간이 걸린다. 단 한 개의 암세포가 1cm의 종양으로 자라기까지는 약 10~15년이 걸리지만, 2cm 이상의 종양으로 자라기까지는 약 1~2년밖에 걸리지 않는다. 1cm의 종양은 약 10억 개의 암세포가 모여 만들어진다. 단 한 개의 암세포가 10억 개(1cm)까지 증가하는 데는 약 30회 이상의 세포분열이 필요하다. 암세포가 무서운 이유는 죽지 않고 끊임없이 증식하기 때문이다. 특히 잘못된 생활 습관은 후천적인 유전자의 돌연변이를 유발해 암세포의 성장을 더욱 촉진시킨다.

직장에서 일을 할 때도 업무의 우선순위가 있다. 업무의 효율을 높이기 위해서는 급하면서도 중요한 일을 먼저 해야 한다. 그렇지 않으면 야근은 물론이며 주말까지도 업무에 시달리기 일쑤다. 인생에도 우선순위가 있다. 최우선 순위는 바로 건강이다. 건강은 당장 급한 것은 아니지만 매우 중요하다. 그러나 우리는 눈앞의 일에만 급급해하다 뒤늦게 건강을 잃고 만다.

애플의 창업자인 스티브 잡스는 병상에서 자신의 과거를 회상하며 다음과 같은 유언을 남겼다.

"가고 싶은 곳이 있으면 가라. 오르고 싶은 높은 곳이 있으면 올라가 보라. 모든 것은 우리가 마음먹기에 달렸고 우리의 결단 속에 있다. 어떤 것이 세상에서 가장 비싼 침대일까? 그것은 '병석'이다. 우리는 운전사를 고용해 우리 차를 운전하게 할 수도 있고 직원을 고용해 우리를 위해 돈을 벌게 할 수도 있지만 고용을 하더라도 다른 사람에게 병을 대신 앓도록 시킬 수는 없다. 물질은 잃어버리더라도 되찾을 수 있지만 절대 되찾을 수 없는 게 하나 있으니 바로 삶이다. 누구라도 수술실에 들어갈 즈음이면 진즉 읽지 못해 후회하는 책 한 권이 있는데 이름하여 '건강한 삶의 지침서'다. 현재 당신이 인생의 어느 시점에 이르렀든지 상관없이 때가 되면 누구나 인생이란 무대의 막이 내리는 날을 맞이하게 되어 있다. 가족을 위한 사랑과 부부간의 사랑 그리고 이웃을 향한 사랑을 귀하게 여겨라. 자신을 잘 돌보기 바란다. 이웃을 사랑하라. 이 좋은 세상, 앞으로 더 살만한 세상을 건강한 몸과 마음으로 많이 보고 느끼고 가야지, 한 번밖에 없는데 건강을 해쳐 고통 속에 살다가 간다면 얼마나 괴로운 인생이 되겠는가?"

스티브 잡스가 건강에 대한 소중함을 깨달았을 때는 이미 건강을 잃어버린 후였다. 결국 그는 건강이 더욱 악화되어 사임 2개월도 지나지 않아 56세의 나이에 췌장암으로 사망했다.

중년의 나이에 중요한 것은 돈도 아니고 명예도 아니고 지위도 아니다. 가장 중요한 것은 바로 건강이다. 건강하기 위해 지금 이 시점에서 자신이 어떻게 해야 하는지 생활 습관을 점검해 보고, 건강 플랜을 만들어 실행에 옮길 수 있어야 한다. 스트레스를 조절하고 적극적인 자세로 가치 있는 삶을 살아야 한다. 건강은 아무리 강조해도 지나치지 않는다. 그러나 계속되는 스트레스와 이어지는 과로한 업무, 사람들과의 관계로 자신의 여가가 사라진 일상 속에서 건강을 쉽게 잃어버릴 수 있다. 삶의 조급증으로 시간과 업무에 쫓기고, 더 높은 이상과 목표를 달성하는 것이 우선이라서 건강에 대한 소중함을 잊고 살지는 않았는지 되돌아보자. 건강을 놓치면 결국 크게 후회하게 될 것이다.

인생은 후반전이 중요하다. 그 초석이 바로 건강이다. 중년을 기점으로 우리의 몸은 본격적인 노화가 시작되고, 질병에 걸리기 쉬운 체질이 된다. 그래서 이 시기에는 생활 습관을 바꿔야만 남은 인생을 건강하게 살아갈 수 있다. 우리는 무엇이든지 할 수 있는 의지가 있지만 건강은 결코 원하는 대로 되지 않는다. 행복한 인생을 위해서는 반드시 건강이 동반되어야 한다.

내가 건강해야 사랑하는 가족도 지켜 줄 수 있다. 우리에게 무엇보다 필요한 것은 질병을 잘 고쳐 주는 의사가 아니다. 자신의 잘못된 생활 습관을 교정하는 것이 우선이다. 100세 건강은 중년에 달려 있다는 것을 반드시 기억하자. 인생의 후반전을 위해 자신의 삶을 되돌아보고 건강의 새로운 설계도를 만들어야 한다.

이 시대의 중년들이여, 재테크만 필요한 것이 아니라 지금 바로 내 몸의 건강테크부터 시작하자!

08
건강 나이가
진짜 내 나이다

나는 운전을 하며 전국으로 건강 강연회를 다닌다. 운전을 할 때가 사계절 아름다운 산천초목을 보며 살아 있는 자연과 교감하는 유일한 힐링 타임이다. 그런데 어느 순간부터 회색 건물들이 나의 시선을 사로잡았다. 형형색색 곱게 물든 자연의 숲 사이사이에 요양 병원들이 많이 자리 잡았기 때문이다.

이미 우리나라는 OECD 국가 중에서 최단기적으로 초고령화 시대에 진입했다. 한국고용정보원은 2015년 기준 660만 명이던 고령층이 2040년에는 1,600만 명으로 25년 만에 약 두 배 이상 늘어날 것으로 전망했다. 2015년 통계청이 발표한 인구주택총조사에 따르면 2015년 11월 기준으로 국내의 100세 이상 고령자는 3,159명이었다. 2010년 1,835명에 비해 72.2% 증가한 것이다. 10만 명당 인구수로 환산하면 2010년 3.8명에서 2015년 6.6명으로 늘어나고 있는 상황이다.

한국이 장수의 나라로 바뀌어 가는 만큼 시대적인 키워드는 바로 건강이다. 그러나 한국인의 평균 건강 수명은 73.2세이며 평균 수명은 82.3세로 건강 수명과 9~10년 정도 차이가 난다. 건강 수명이 짧다는 건 노인성 질환이 발병한다는 것이며, 10년 이상을 질병을 앓다가 사망하는 노인이 많다는 의미다. 노후의 최고의 적은 바로 질병이다. 가족 중 누군가는 환자를 돌봐야 하고 결국 누군가는 직장을 그만둬야만 하는 현실이다. 그러다 보니 가정의 경제적 손실을 줄이기 위해서라도 장기 요양시설이 더욱더 많이 필요한 실정이다.

평균 수명보다 더 중요한 것이 바로 건강 수명이다. 할리우드 스타 안젤리나 졸리는 유전자 검사를 받은 뒤 유방암과 난소암 발병 가능성이 매우 높다는 의사의 진단에 몇 해 전 양측 유방절제술을 받고 재건 수술까지 마쳤다. 그녀는 자신의 모친이 10여 년간의 항암 투병 끝에 56세의 나이로 세상을 떠났다며 "어머니와 같은 운명을 피하고 싶었다."라고 말했다.

그녀는 유방암과 난소암에 걸릴 확률이 각각 87%, 50%에 달한다는 의사의 소견을 들었다. 그래서 암에 대한 리스크를 최소화하길 원했으며 자신의 아이들에게 "유방암으로 엄마를 잃을지 모른다는 걱정을 할 필요가 없다."라며 암으로부터 찾아오는 불안함을 제거하기 위해 미리 수술을 감행하게 되었다고 했다. 그녀는 치명적인 암 유전자를 갖고 있었으며 예방적 유방 절제라는 선택을 했다. 그녀의 이러한 행동은 암 유전자의 존재를 세상에 널리 알리는 계기가 되었다.

최근 암과 관련된 최고의 이슈는 '암 억제 유전자'다. 대부분의 암 억제 유전자는 생활 습관과 환경으로 인해 후천적으로 돌연변이가 찾아온다. 이것이 바로 후성유전학이다. 후성유전학은 유전자의 염기서열 자체의 변화가 아닌, 유전자의 부분적인 변화가 후천적으로 가능하다는 이론이다. 유전자 변이는 생활 습관과 환경의 변화로 찾아오기 때문에 바른 생활 습관과 환경을 갖추면 유전자에 이로운 영향을 줄 수 있다.

20세기 질병 치료의 시대가 막을 내리고 21세기 예방 의학의 시대가 열렸다. 지금은 아파서 병원에 가는 것이 아니라 아프기 전에 병원에 가는 시대다. 질병에 걸려 치료하는 것보다 더 중요한 것은 건강한 몸을 유지하는 것이다. 아프지 않고 건강을 유지하기 위해서는 치료가 아니라 예방이 우선시되어야 한다. 예방에 관심이 높아지면서 지금은 건강 수명을 추구하는 시대가 되었다. 과거에는 질병을 치료하기 위해 병원에 가지만 지금은 질병을 예방하고 관리를 통한 건강한 삶을 위해 병원을 찾아간다.

나는 국가유전자공인기관인 (주)휴젠바이오의 학술고문으로 활동하면서 인체의 유전자 분석을 활용한 정밀 진단 검사를 통해 유방암, 갑상선암과 같은 위험 질환군의 가족력을 보유한 사람에게 특정 질병의 발병 가능성을 미리 예측히고 관리할 수 있도록 도와주고 있다. 유전자 검사를 통해 자신에게 찾아올 수 있는 질병을 미리 알 수 있으며 예방도 가능하다. 이에 대해 더 자세히 알고 싶다면 내 연락처인 010.7133.8366으로 연락해도 좋다. 혹시 모를 질병을 대비하기 위한 당신에게 도움이 되는 설명을 해 줄 것이다.

요즘은 기존의 건강검진 서비스뿐만 아니라 공공기관에서 다양한 클리닉을 운영하는 것도 눈에 띄는 변화다. 스트레스와 라이프 스타일을 교정해 주고 갱년기 클리닉, 수면장애 클리닉, 금연 클리닉과 같이 각종 상담과 체계적인 질병 예방 관리 시스템들이 등장해 적극적으로 질병의 발병 위험을 줄이고 예방을 도와주고 있다.

우리는 부모님을 모시는 마지막 세대다. 연로한 부모님을 모시며 건강을 돌봐 드리지만 우리의 노후는 자녀들에게 마냥 맡기며 부양을 기대할 수 없는 시대가 되었다. 그래서 스스로의 건강 관리가 무엇보다 중요하다. 최근 당뇨병이나 고혈압처럼 장기간의 약물 복용과 치료를 하는 만성 질환 환자들을 보면서 질병은 치료보다 예방이 더 중요하다는 것을 많이 느낀다. 세계보건기구(WHO)에서는 암 발생 인구의 3분의 1은 예방이 가능하고, 3분의 1은 조기 진단만 되면 완치가 가능하며, 나머지 3분의 1도 적절한 치료를 하면 증상의 완화가 가능하다고 발표했다.

병원에서 주는 처방전을 받아 오기만 하다가 약물에 대한 정확한 정보와 본인에게 잘 맞는지에 대한 조언을 구하는 똑똑한 환자들도 늘어나고 있다. 심지어 환자들은 온라인에서도 정보를 찾아 스스로 관리하며 의학적 수준도 매우 높아졌다. 이러한 예방의학의 트렌드에 힘입어 집에서 스스로 건강을 챙기는 의료 제품들이 등장하고 있다. 심박수 측정기, 칼로리 소모 측정기를 비롯해 혈당 측정기, 혈압 신난기도 등장했다. 우리는 스스로 자기 몸을 관리하고 건강을 챙기는 셀프 케어 시대에 살고 있다. 셀프 케어 시스템이 성장하면서 병원의 도움 없이도 관리가 가능한 경미한 질병이나 증상에 대해서는 흉터 치료제, 치주 질환 치료제, 영양 관리를 위한 멀티비타민들을 약국과 편의점에서도 쉽게 구매할 수 있게 되었다.

셀프 케어 시대에 발맞춰 식이요법 전문가, 건강컨설팅 전문가들이 등장하면서 개인별로 부족한 영양소의 문제점을 알려 주고 맞춤형으로 컨설팅해 주는 건강 전문가들이 등장하고 있다. 나는 단국대학교에서 운영하는 면역 관리 전문가 과정을 통해 면역 관리사를 양성하고 있다. 면역 관리사는 생활 습관으로 인한 만성적 질병에 대한 올바른 영양과 생활 지침을 제공함으로써 질병의 예방과 치료에 도움을 준다.

지금은 아름답게 나이 드는 '웰에이징(well-aging)' 시대다. 건강하고 아름답게 나이 드는 웰에이징을 위해 무엇보다 중요한 것은 바로 건강이다. 건강을 지키기 위해서는 정기적인 검진과 규칙적인 식사, 영양 관리, 스트레스 관리가 반드시 필요하다.

우리는 현재 100세 시대에 살고 있다. 100세 시대를 살면서 평생 건강한 삶을 꿈꾸는 것은 어리석은 일일까? 그렇지 않다. 평균 수명이 아닌 건강 수명을 잡으면 된다. 약물에 의존하는 생존 수명이 아닌 약 없이 사는 수명이 진짜 건강 수명이다. 예방이 중요하게 여겨지는 이 시대에 의사의 역할은 환자의 치료뿐만 아니라 잘못된 생활 습관의 개선을 도와주는 것도 포함된다. 평균 나이보다 건강하게 오래 살려면 병원을 찾아 치료하기보다 예방이 더 중요하다. 생활 습관만 바꿔도 질병은 충분히 예방이 가능하다. 건강 나이가 진짜 내 나이임을 잊지 말자.

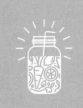

PART 2

내 몸의 면역력이
최고의 의사다

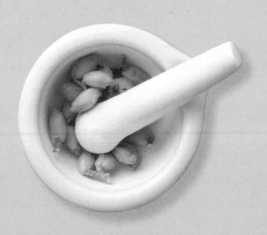

01
약이 들지 않는
환자도 많다

5세의 가온이는 건강한 남자아이였다. 그런데 감기와 중이염으로 인해 항생제 치료를 받은 후 반복되는 호흡기 감염으로 병원에 자주 입원했다. 가온이는 식사를 할 때도 잦은 기침으로 고생했다. 그 이후 가온이는 감기를 자주 앓으며 항생제를 장기간 복용하고 있었다.

감기와 함께 찾아오는 중이염 또는 독감으로 병원을 수시로 다니는 환자라면 누구나 항생제 치료를 경험하게 된다. 가온이처럼 약물을 복용해도 쉽게 치료되지 않는 환자들이 많다. 하루가 멀다 하고 약을 지어 먹으며 병치레를 하는 아이들을 둔 부모라면 대신 아파해 줄 수도 없는 안타까움에 가슴이 무너질 것이다. 겨우 감기가 나았다가도 다시 재발되고, 약을 달고 사는데도 쉽게 감기가 낫지 않는다.

감기는 세균성 질환이기보다는 바이러스성 감염 질환이다. 감기 외에도 크고 작은 질병에 가장 기본적으로 쓰이는 약물이 바로 항생제다. 항생제는 약국에서도 손쉽게 구할 수 있고, 요즘은 가정에서도 상비약으로도 사용하는 경우가 많다. 항생제란 미생물이 생산하는 대사산물로써 다른 미생물의 발육을 억제하거나 사멸시키는 물질이다. 주로 세균 감염을 치료하는 데 많이 사용된다. 2004년 건강보험심사평가원의 보고에 의하면 소아과의 62.6%, 이비인후과의 61.3%가 감기에 항생제를 사용하고 있다고 발표했다. 만약 감기 후유증으로 합병증이 발생하면 항생제의 사용 기간이 더 늘어날 수밖에 없다. 그러나 항생제는 감기 바이러스 자체에는 영향을 미치지 않는 세균용 약물로 세균을 없애는 것일 뿐 바이러스 질환에는 효과를 기대하기 어렵다. 그럼에도 병원에서는 감기에 항생제를 사용하는 비율이 매우 높다.

항생제의 장기적인 사용으로 나타나는 대표적인 부작용이 바로 내성이다. 항생제 내성이란 세균이 항생제로부터 스스로를 방어하기 위해 만들어 낸 자체적인 방어 능력이다. 세균들은 유전자의 변이를 통해 다음 기회에 그 항생제를 또 만났을 때 견뎌 낼 수 있는 메커니즘을 만들어 낸다. 항생제를 자주 사용하다 보면 세균들이 항생제에 스스로 저항할 수 있는 힘을 기르게 되어 점점 더 내성이 강해질 수밖에 없다. 이미 항생제 내성이 생겼는데도 같은 항생제를 반복해서 사용한다면 우리의 몸은 질병에 대한 저항력이 제대로 형성될 수 없다. 항생제의 지나친 사용은 결과적으로 면역력을 떨어뜨리게 되고, 항생제에 내성을 갖는 새로운 세균으로 변종되어 더 심각한 감염을 일으킬 수 있다.

세계보건기구는 항생제 내성으로 발생하는 문제는 전쟁보다 무서운 재앙이라고 발표했다. 무분별한 항생제 투여는 강력한 항생제에도 저항할 수 있는 세균들이 생거나게 한다. 이를 '슈퍼 박테리아'라고 한다. 항생제에 내성을 가진 슈퍼 박테리아의 등장으로 간단한 투약으로 치료됐던 환자가 중환자실에 입원해 항생제를 쏟아부으며 질병을 치료한다. 이미 내성균이 생겼는데도 같은 항생제를 반복해서 복용하거나 감염된 균의 항생제가 아닌 광범위 항생제를 복용하는 환자들의 몸은 질병에 대한 저항력이 제대로 형성되지 못한다. 그 결과 겨우 나았다가도 금방 같은 질병을 또 앓게 된다.

독감에 걸릴 때마다 매번 항생제를 복용하게 되면 오히려 더 허약한 체질이 될 수밖에 없다. 무분별한 항생제의 치료 대신 질병을 이겨 낼 수 있는 면역체계를 잘 형성하는 것이 중요하다. 운동선수들이 훈련을 통해 체력이 강해지듯이 우리 인체도 세균과 싸우면서 면역력이 강해진다. 실내 놀이터에서 플라스틱 장난감을 가지고 노는 아이들보다는 자연에서 흙을 만지고 노는 아이들의 면역력이 훨씬 강하다. 흙을 만지면서 흙 속의 여러 세균과 접촉하며 그 세균에 대해 면역력이 생기기 때문이다. 그러므로 성인 역시 세균을 무조건 피하기보다는 함께 어울리며 면역력을 키워나가야 한다. 이것이 바로 후천적으로 면역력을 키우는 방법이다. 그러나 항생제가 우리 인체에 들어오면 면역세포들이 훈련을 할 수가 없다. 항생제는 질병을 유발하는 유해 세균들만 제거하는 것이 아니라 유익한 세균들과 정상 세포까지 모두 손상을 주기 때문이다. 결과적으로 세균들을 접촉할 기회를 차단하게 되면 면역력이 더 약해질 수밖에 없다.

26세의 대학원생 이성민 씨는 어렸을 때부터 아토피로 고생했는데 성인이 된 후 증상이 더 심각해졌다고 한다. 병원에 가서 약물을 처방받고 주사를 맞으면 약 2주일 정도는 회복되었다가 다시 증상이 심해졌다. 그는 목덜미와 팔다리 마디마다 아토피 때문에 생긴 상처들이 가득했다. 점점 피부는 어둡고 거칠어지며 긁으면 피 나고 따갑기를 반복하고 있었다.

아토피는 유전, 식생활, 그리고 환경과 같은 복합적인 요인들 때문에 발병한다. 특히 아토피는 면역 과민 질환이기 때문에 천식, 알레르기 결막염, 알레르기 비염 등의 원인과 비슷한 면역 질환이 함께 동반된다. 항히스타민제와 스테로이드제와 같은 약물 치료에만 의존하면 아토피의 완치는 기대하기 어렵다. 약물 치료는 일시적인 불편함을 잠재우는 효과는 있지만 지속적으로 약물을 사용할 경우 체온을 떨어뜨리고 대사활동에 장애가 되어 면역력을 지하시킨다.

질병을 동반해 나타나는 여러 가지 증상들은 질병을 치유하려는 반응이다. 우리는 몸의 상태가 좋지 못할 때 손발이 차거나 맥박이 쿵쿵거리거나 변이 잘 나오지 않는다. 또는 잠이 잘 오지 않거나 안색이 안 좋거나 몸에 한기가 느껴질 때도 있다. 심지어 어깨가 결리거나 밥맛이 없고 나른한 증상이 나타나기도 한다. 병원에서 흔하게 처방받는 진통제나 소염제, 해열제는 혈관을 확장하고 통증을 유발하는 프로스타글란딘의 생성을 억제하는 약물들이다. 결국 이러한 약물들은 일시적으로 통증을 멈추게 하지만 질병의 근본적인 치유에는 방해가 될 수 있다.

현대의학은 면역력을 높여서 질병을 치료하기보다는 병원성 세균을 없애는 부분 치료에 집중한다. 과거 전쟁터에서 다친 응급 환자들에게 필요한 치료는 통증을 없애 주고 상처를 꿰매고 감염을 막는 것이었기 때문에 항생제와 소염진통제의 대증치료가 필요했다. 이것이 바로 현대의학의 출발점이다.《하루 한 개 검은 바나나》의 저자 쓰루미 다카후미 의사는 현대의학은 전체 환자의 10%인 구급환자용이고, 90%의 만성 질환자는 고칠 수 없다고 말한다. 전쟁터의 응급환자들을 치료하는 항생제와 소염진통제는 오히려 만성 질환을 만들며 약물 내성으로 양이 늘어나 오히려 부작용으로 약물을 더 장기 투여하게 만든다. 약물 치료가 건강에 도움이 되려면 최소한의 양만 투여해야 한다. 그러나 환자들은 빨리 낫기 위해서 더 많은 양의 약물 치료를 원한다. 약물 내성이 생기면 복용해야 하는 약물은 더 늘어나게 되고 질병 치유로부터 점점 더 멀어지게 된다. 약물의 장기 투여는 우리 몸의 면역체계를 악화시키고 약물에 내성이 생긴 새로운 병원균의 출현을 유도한다. 그러므로 대증치료보다는 원인을 관리하고 인체의 자연치유력과 항상성을 높이는 것이 중요하다.

약물 치료를 해도 면역력이 없다면 질병은 오래살 수밖에 없다. 질병에 대한 패러다임을 바꿔야 한다. 질병을 피하기만 할 것이 아니라 질병이 생기지 않는 시스템을 만들면 된다. 우리 몸은 충분히 질병을 이겨 내고 또 질병에 걸리지 않는 시스템을 이미 가지고 있다. 우리의 인체는 질병의 근본을 치유하는 데 중점을 두어야 한다. 그래서 자신의 자연치유력과 해독 능력을 키우는 것이 더 중요하다. 우리가 해야 할 일은 질병을 키우지 말고 먼저 질병의 원인을 다스리는 것이다.

02

이유 없이 아프다면
면역력을 의심하라!

나는 과로하고 스트레스를 받으면 어김없이 방광염이 재발한
다. 찌릿찌릿한 불쾌감은 생각만 해도 괴롭다. 방광염은 세균이
요도를 지나 방광까지 침입해 염증을 일으키는 질환이다. 방광염
의 증상은 소변이 자주 마려운 것이다. 보통 방광염에 걸리면 하
루 8번 이상 소변을 보게 된다. 또 소변을 볼 때 찌릿하게 아프고
개운하지 않은 잔뇨감이 있다. 방광염은 과도한 업무나 스트레스
로 인해 면역력이 저하되면 염증이 악화되거나 재발이 잘 된다.
또는 소변을 너무 오래 참는 경우 세균이 방광 안에 오래 머물게
되어 균이 증식할 가능성이 커지게 된다. 특히 40대 이상 중년 여

성은 방광염의 발병률이 매우 높다. 그 이유는 여성 호르몬의 변화나 방광점막의 세균 방어력이 감소해 세균 증식이 원활해지기 때문이다. 특히 중년 이후에는 방광의 퇴행으로 인해 방광점막의 탄력성이 줄어들고 배뇨 기능도 저하된다. 면역력이 떨어지면 염증성 질환들의 재발률이 매우 높아진다.

41세의 주부 송연화 씨는 불면증으로 밤잠을 이루지 못하던 어느 날 아침 갑자기 입 안쪽에서부터 입술까지 여러 개의 수포가 생긴 것을 발견했다. 양치질을 하자 금세 수포가 터지고 진물이 흐르기 시작했다. 입안에 구내염이 생기면서 그녀는 밥을 먹을 때마다 쓰리고 따가워 식사를 제대로 할 수가 없었고, 일상생활에 불편함을 느껴 스트레스를 받고 있었다.

누구나 수면리듬이 깨져서 숙면을 취하기 어려워지면 몸에 이상 증상이 나타나게 된다. 그중 가장 흔하게 나타나는 것이 바로 구내염이다. 구내염은 혓바닥과 입천장 그리고 입안 점막과 입 주변에 생기는 염증성 질환이다. 주로 세균이나 바이러스, 곰팡이균에 의해 감염되어 발생한다. 호르몬의 변화로 심한 통증을 느끼게 되고 심한 경우 식사를 하지 못할 정도로 아프다. 특히 피로가 쌓이고 면역력이 떨어지면 언제든지 만성적으로 재발한다. 치료를 위해 보통 연고를 발라 보지만 일시적인 효과가 있을 뿐 완치되기까지는 오랜 시간이 걸린다.

이러한 면역 질환은 그 종류와 현상이 매우 다양하다. 면역 질환은 크게 면역 저하, 면역 과민, 자가 면역 질환으로 구분된다. 면역 저하로 찾아오는 질환은 방광염과 구내염과 같은 만성 염증성 질환부터 암에 이르기까지 다양하다. 면역력이 떨어지게 되면 바이러스 감염률이 높아진다. 우리가 알고 있는 에이즈는 후천적 면역 결핍증으로 찾아오는 질환이다. 면역력이 저하되면 인체는 스스로의 몸을 보호할 수 있는 방어력이 떨어지게 된다.

면역력이 지나치게 과민한 경우에는 피부 홍반이나 비염, 천식, 아토피와 알레르기 질환이 발생할 수 있으며, 평소에는 인체에 해로운 영향을 미치지 않는 물이나 공기, 음식물, 꽃가루나 화학물질에도 이상 반응이 일어난다.

때로는 면역세포 스스로가 정상 세포까지도 이물질로 착각해 파괴시켜 버리는 자가 면역 질환이 발생할 수도 있다. 주로 류마티스 관절염, 베체트병, 루푸스, 백반증, 건선 등으로 나타난다. 이러한 질환은 완치가 안 되는 병, 즉 난치병으로 인식되고 있다. 난치병이란 발병 원인이 정확하지 않아 주로 스테로이드제나 면역억제제로 치료를 하고 있으며 치료 방법도 매우 제한적이다.

32세의 조나영 씨는 3년 전 갑상선 기능 저하증 진단을 받았다. 그녀는 다이어트를 할 당시에는 몸이 붓지도 않았으며 이상 증상을 전혀 느끼지 못했다. 그런데 다이어트 이후 폭식을 하며 갑자기 살이 찌더니 발목과 종아리가 붓기 시작하고 머리카락도 많이 빠지게 되었다. 갑상선 호르몬은 우리 몸의 신진대사를 조절하는 호르몬이다. 갑상선 기능 저하증이 찾아오면 신진대사율이 떨어지고 체액이 정체되어 체중 증가로 이어질 수 있다. 이런 경우 쉽게 피로하고 의욕이 상실되며 추위를 잘 타고 땀이 잘 나지 않는다. 심지어 피부도 창백해지고 집중이 잘 안 되며 할 일을 깜박깜박하기도 한다. 가장 큰 변화는 식사량이 많지 않은데도 몸이 잘 부어 체중이 증가하는 것이다. 갑상선 저하로 찾아오는 비만은 근본적인 원인을 관리하지 않으면 쉽게 개선되지 않는다. 비만이라고 해서 무조건 갑상선 기능 저하증을 악화시키는 것은 아니지만 갑상선 기능 저하증은 비만을 악화시키는 원인이 된다.

63세의 고순덕 씨는 최근 복통이 자주 있어 병원을 찾았다. 그런데 전혀 예상하지 못했던 간암 4기 진단을 받고 충격에 휩싸였다. 병원에서는 수술도 할 수 없으니 약물 치료로 암세포가 전이되는 것을 막아야 한다며 앞으로 약 6개월 정도를 살 수 있을 거라고 했다.

몸속에서 정상적으로 일하고 있던 정상 세포들이 손상되면 이상 증식을 하면서 암세포로 성장하게 된다. 간암 4기 진단을 받으면 거의 수술도 불가능하고 약물 치료밖에는 방법이 없다. 그러나 약물 치료도 간암을 개선하는 것이 아니라 더 이상 악화되지 않도록 도와주는 수단일 뿐이다. 항암 약물은 독성이 문제가 되어 부작용을 유발하고 합병증을 키워 환자의 고통을 더 심하게 만든 다. 우선 간 기능을 잘 유지하기 위해서는 면역력을 높여서 면역 세포가 가지고 있는 인체 고유의 항암 능력이 충분히 발휘될 수 있도록 도와주어야 한다. 건강한 사람들의 몸속에서도 수시로 암 세포가 만들어지고 소멸하는 과정을 겪는다. 이렇게 생기는 암세 포들은 면역력이 높은 상태에서는 큰 문제가 되지 않는다.

미국의 리처드 닉슨 전 대통령은 1971년 12월 23일 암과의 전 쟁을 선포했다. 그는 5년 내에 암을 퇴치하겠다는 야심 찬 계획하 에 항암 치료 및 수술기법의 발전을 위해 총 250억 달러를 소비 했다. 그럼에도 불구하고 암 사망률은 줄어들지 않았다. 그 결과 사람들은 암은 치료보다 예방이 더 중요하다는 사실을 깨닫게 되 었다.

현재 우리나라도 매년 암 환자가 12만 명 이상 발생하고 있으 며 80만 명 이상의 암 환자가 투병 중이다. 암은 스스로 몸속에 서 키워 낸 이상 세포의 성장이지 전염성 질환이 아니다. 원인은 우리 몸 안에 있다. 누구나 몸속에서는 매일 암세포가 성장하고 있다. 이러한 암세포의 성장을 억제하는 것이 바로 면역력이다. 면 역력이란 자연이 다스리는 우주의 에너지이며 우리 몸 스스로가 질병의 침입을 방어하고 치유하는 힘이다. 열이 나거나 기침이 나 는 증상, 붓고 염증이 생기는 증상은 면역력이 활동하며 치유하고 있다는 증거다. 우리가 느끼는 통증은 잘 치유하고 있다고 몸이 보내는 건강한 신호다. 열이 오르면 몸이 나른해지고 움직이기 싫어지며 입맛도 사라진다. 이러한 현상은 에너지의 효율을 높여 바이러스와 병원균과 싸우는 데 집중하고자 하는 몸의 메시지다.

몸이 아프다고 해서 무조건 약물에만 의지하기보다는 질병과 스스로 싸워 치유되는 과정을 믿고 기다려 줄 필요가 있다. 내 몸의 면역 신호를 확인하라. 몸이 보내는 면역 신호를 불쾌하게 볼 것이 아니라 통증을 통해서 자신의 건강을 돌아봐야 한다. 건강을 지키는 파수꾼인 면역력을 잡아야 질병을 해결할 수 있다.

03
몸은 스스로 복원하는
힘을 가지고 있다

52세의 김장현 씨는 건강을 위해 주말마다 등산을 즐긴다. 그런데 어느 날 친구들과 하산을 하다가 경사진 곳에서 넘어지면서 발목뼈가 골절되었다. 그는 병원으로 급하게 이송되어 깁스를 하고 4주 동안 입원하게 되었다.

병원에서는 응급 처치를 통해 부러진 뼈를 제자리로 잡아 주지만 부러지거나 금이 간 뼈는 우리 몸의 내부에서 자연적으로 치유가 이루어진다. 우리 몸은 날마다 상처가 난 세포들을 재생하거나 새로운 세포로 교체한다. 이것이 바로 인체의 복원력이다. 인체는 외부 환경의 물리적인 변화와 체내의 생리 기능의 균형에 혼란이 생길 경우 신체 상태를 항상 일정하게 유지하려는 힘을 가지고 있다. 예를 들면 외부 온도의 변화에도 인체에서 열을 발산해 조절하고, 땀을 많이 흘려도 체내의 수분량을 항상 일정하게 유지한다. 우리 몸은 부딪치면 쉽게 멍이 생기고, 칼에 손이 베이면 통증과 함께 잠시 후 염증이 생기고 그 부위가 부어오른다. 이것은 백혈구가 상처 부위에 세균의 침입을 막고 이미 손상된 세포를 처리하는 복원 작용이다. 이러한 복원 작용은 면역력을 통해 새로운 세포가 재생되면서 회복이 이루어진다.

면역체계는 우리가 눈으로 직접 볼 수는 없으나 아주 다양하고 정교한 방법으로 일을 한다. 우리가 질병을 피할 수 있는 것은 바로 면역력이 있기 때문이다. 아무리 유명한 의사가 수술을 잘한다 해도 환자 스스로의 면역력이 없다면 회복하기 어렵다. 우리는 이러한 면역체계가 원활히 돌아갈 때 건강한 체질이라고 말한다.

감기에 걸리면 머리도 아프고 콧물도 나고 소화도 안 되고 의욕도 떨어진다. 스트레스를 받으면 위가 아프고 장도 탈이 난다. 몸속의 한 곳에 염증이 생겼다는 것은 다른 장기에도 영향을 주고 있다는 의미다. 우리의 몸을 구성하는 모든 조직들은 유기적인 관계로 구성되어 몸속 전체에 영향을 주기 때문이다. 문제가 생긴 한 부분만 집중적으로 치료하다 보면 결국 또 다른 질병을 키우게 된다.

우리 몸에서 염증이 생기지 않는 곳은 없다. 염증이란 몸이 살아나기 위해서 일어나는 자연적인 치유 과정이다. 염증이 생기면 일단 열도 나고 화끈거리며 염증 부위가 부어오른다. 손상된 조직을 제대로 작동시키기 위해 혈액이 몰리면서 치유하려는 반응이다. 그러나 이런 염증이 불편해 항생제와 소염진통제에만 의존하면 오히려 약물에 대한 내성을 높이고 질병을 더 키우게 된다. 결국 질병의 근본적인 원인을 개선하지 못하고 증상만 완화시키는 것이다.

우리 몸의 복구 작업은 생명 유지를 위한 필수 조건이다. 만약 손상된 조직이 복구되지 않는다면 우리 몸은 태어난 지 며칠 만에 생존에 위협을 받을 것이다. 지금 이 순간까지 건강하게 살 수 있었던 것은 우리 몸이 끊임없이 스스로를 복구해 왔기에 가능한 일이다. 이러한 현상을 면역 반응이라고 한다. 체력이 소모되지 않도록 몸을 쉬게 하고 열을 내어 면역세포를 증가시켜 자연스럽게 낫는 것을 기다려야 한다. 우리의 인체는 원래 상태에 가깝도록 복구하는 작업, 즉 복원하는 힘을 가지고 있다. 인체 복원력이란 미생물이나 암세포 그리고 유해 물질에 대항해 스스로 몸을 지키기 위한 치유의 힘이다.

현재 우리의 혈압, 맥박, 체온과 같은 요소들이 면역력 상태를 그대로 반영하고 있다. 이러한 생체리듬이 무너지면 혈액순환 장애가 찾아오며 면역력에도 영향을 준다. 우리 몸은 밤낮을 가리지 않고 스스로를 지키기 위해 날마다 끊임없이 전쟁을 하고 있다. 그럼에도 불구하고 질병에 걸리는 것은 면역세포의 활동을 방해하는 잘못된 생활 습관을 가지고 있기 때문이다.

《자연치유》의 저자 앤드류 와일 박사는 "치료는 외부로부터 비롯되는 것인 반면에 치유는 내부로부터 온다."라고 강조한다. 치료란 몸 밖에서 만들어진 물질과 물리적인 작용으로 몸의 특정 기능을 개선시켜 주는 것이다. 반면에 치유는 우리 몸에 내재되어 있는 자연치유력을 되살려서 몸의 기능을 회복시켜 스스로 낫게 하는 것을 의미한다. 치유란 온전하게 만든다는 의미이며 균형을 회복시킨다는 뜻이다. 우리 인체는 외부로부터 유입된 바이러스나 박테리아 그리고 체내에서 발생한 균들로부터 세포를 지켜 주는 방어 능력을 가지고 있어 질병이나 부상으로부터 자연스럽게 몸을 회복시켜 준다.

감기에 걸려 열이 오르면 곧장 해열제를 먹는 경우가 많다. 인체는 열을 내며 감기 바이러스를 퇴치하려고 노력하는데 해열을 시켜 버리면 오히려 스스로의 치유 작용을 방해하게 된다. 약물의 도움에 의존하는 수동적인 치료보다 인체 내부의 면역세포들에 의한 주체적이고 능동적인 치유가 무엇보다 중요하다. 자신의 증상을 이겨 낼 수만 있다면 질병도 충분히 이겨 낼 수 있다. 그러나 질병을 치료하기 위해서 더 강력한 약물을 사용하고 수술을 하기도 한다. 심지어 병이 낫지 않으면 증상에 따라 응급 처치로 아픈 부위만 치료하기도 한다.

불치병이나 난치병은 발병 원인을 명확하게 알지 못하는 질병을 의미한다. 현대의학이 눈에 보이는 증상만을 치료하는 의료 기술 연구에만 집중한나면 만성적인 퇴행성 질환의 완치는 기대하기 어려울 것이다. 질병의 근본 원인을 해결하지 않고 증상만 치료하는 방법은 질병의 원인을 해결하지 못하고 오히려 뿌리 깊은 질병을 만들게 된다. 질병으로 동반되는 통증을 불편한 현상으로만 볼 것이 아니라 몸이 나으려고 보내는 생명의 신호라는 사실을 알아야 한다.

우리는 질병 치료에서 벗어나 우리 몸의 복원력과 자연치유력을 되살려 스스로 질병을 이겨 내야 한다. 아픈 부위에 대한 치료만 하는 대중치료는 단시간에 눈에 띄는 효과를 볼 수는 있다. 그러나 대중치료와 수술로 인해 우리 몸의 면역체계가 무너지고 그 부작용으로 여러 가지 통증과 만성 질환에 시달릴 수 있다. 내 몸의 복원력을 회복하기 위해서 우리가 매일 같이 일상적으로 복용하는 약물에 대해 다시 한번 깊이 있게 생각해 보자. 약물에 의존하면 우리 몸의 복원력을 강하게 만들 기회를 잃어버리게 된다. 우리의 인체도 자연의 일부다. 인체도 스스로 살아가는 능력이 있다. 몸의 자연치유의 원리를 믿어야 스스로 복원하는 능력도 활성화된다.

우리의 삶은 결핍보다 과잉으로 질병을 키운다. 결국 질병은 몸의 균형이 깨지면서 시작된다. 약물로 치료하기보다 몸의 균형을 찾아서 스스로의 복원하는 힘이 필요하다. 우리 몸은 스스로 창조하고 치유하는 능력을 갖춘 유기적인 생명체다. 모든 생물은 자기 복원력과 재생하는 힘을 가지고 있다. 이러한 힘은 자신의 믿음과 확신이 더 중요하다. 질병에 조급하게 대처하지 말고 내 몸의 자연치유력을 믿고 이를 활용해 보자. 내 몸은 스스로 돕는 자를 돕는다.

04

의사는 결코 당신의 건강을
책임지지 않는다

45세의 공형준 씨는 건강검진 결과 혈당 수치가 기준보다 높게 나와 병원을 찾았다. 그는 치료 방법으로 혈당강하제를 처방받았다. 의사가 처방해 준 대로 약물을 꾸준히 복용하면 당연히 혈당이 안정될 거라고 믿었다. 그러나 3년이 지나도 높은 혈당 수치는 개선되지 않았고 오히려 약물은 더 늘어났으며 지금은 혈압까지 높아져서 혈압약도 복용하게 되었다.

약물을 복용하고 의지하기 시작하면 우리 몸은 약물에 익숙해진다. 일반적으로 장기간에 걸쳐 약물 치료를 하게 되면 내성이 생기며, 원하지 않더라도 평생 혈당강하제나 인슐린 주사를 맞아야 하는 상황이 벌어진다. 건강검진 결과 혈당이 올라가게 된 원인을 좀 더 정확히 알아보고 생활 습관과 식생활을 개선하는 데 관심을 가져야 한다. 그렇게 해야 당뇨 합병증의 진행을 막을 수 있다. 예를 들어 혈압강하제나 혈당강하제, 고지혈증 치료제는 일시적으로 증상을 개선할 수는 있다. 그러나 5년 또는 10년 이상 약물 치료를 하고 있다면 질병이 개선되는 것이 아니라 약물에 의존하며 생활하는 것과 다름없다. 즉 질병의 근본적인 원인을 해결하지 못하고 있는 것이다. 장기간에 걸쳐 약물을 복용할 경우 약의 주작용 뒤에 숨어 있는 부작용도 간과해서는 안 된다.

　누구나 병원을 방문하면 의사의 진료를 받게 된다. 의사들은 10평 남짓한 진료실 안에서 하얀 가운을 입고 오전 9시부터 환자들의 진료를 시작한다. 예약을 하려면 진료실 앞에서 30분 이상 대기하는 것은 기본이다. 오랜 시간 기다림 끝에 진료를 받아도 증상에 대해 충분한 설명도 듣지 못하고 치료에 필요한 조치법도 제대로 듣지 못하는 경우가 있다. 소문난 병원일수록 환자가 많다 보니 진료 시간은 제한을 받을 수밖에 없다. 급하게 진료를 받다 보면 잊게 되는 사항도 많다. 의사에게 "이 말만은 꼭 건넸어야 했는데."라며 진료시간이 짧아서 제대로 문제 해결을 하지 못해 마음이 속상했던 경험이 있을 것이다. 의사와 충분한 대화를 하지 못하는 5분 진료가 당연시되는 국내 병원들의 현실적인 진료 문화가 아쉽기만 하다. 하지만 의사도 환자 수를 제대로 확보하지 않으면 생계를 유지하기 어려운 게 현실이다. 진료를 통해 의사로서 하고 싶은 진료를 마음껏 하고 환자는 조금만 더 시간이 주어졌다면 하는 아쉬움이 남지 않도록 충분한 상담과 진료의 시간을 확보해야 한다.

환자 입장에서 의사의 진료 시간은 환자의 질병에 대한 치료 방향을 결정하는 매우 중요한 순간이다. 심지어 의사의 소견 한마디가 환자의 질병을 낫게 할 수도 악화시킬 수도 있다. 의사의 진단은 환자에게 절대적으로 영향을 미친다. 특히 별로 기대하지 않았던 환자가 의사로부터 희망적이며 긍정적인 진단을 받게 되면 치료의 시너지 효과를 가져다줄 수 있다. 마음은 몸과 연결되어 있으므로 몸에게 자신의 희망적인 상태를 전달하기 때문이다. 이를 통해 질병의 상당 부분이 스스로 조절할 수 있는 영역임을 알 수 있다. 의사는 환자에게 나타나는 신체의 통증과 질병의 상당 부분이 환자의 감정과 생활 습관이 원인이라는 사실도 알려 주어야 한다.

56세의 주부 이명희 씨는 최근 온몸이 아파 병원을 찾았으나 검사에서 이렇다 할 원인을 찾지 못하고 돌아왔다. 주위에서는 흔한 갱년기 증상이라며 곧 괜찮아질 거라 했지만 시간이 지날수록 통증이 사라지기는커녕 일상생활을 하기 힘든 상황에까지 이르렀다. 그녀는 이유 없이 피곤해서 매일 아침 일어나기가 힘들고 점심시간 이후에는 졸음이 쏟아진다고 했다. 도저히 견디다 못해 다른 병원을 찾은 명희 씨는 예상하지도 못했던 허리디스크 진단을 받고 약물 처방을 받았다. 그러나 약물을 꾸준히 복용해도 증상은 호전되지 않았다. 그녀는 지인의 소개로 또 다른 병원을 찾아갔다. 그곳에서 섬유근육통이라는 새로운 진단을 받았고 근육 이완제를 꾸준히 복용하게 되었다. 그런데 이 약물을 복용한 후 갑자기 불면증이 찾아왔으며 수면제를 복용해야만 숙면을 취할 수 있게 되었다. 그녀는 원인을 제대로 알 수 없는 질병으로 여기저기 병원을 옮겨 다니며 불필요한 약물들을 복용하면서 오히려 더 심각하게 병을 키우고 있었다.

일반적으로 환자들은 병원의 치료가 만족스럽지 않으면 더 좋은 의료진을 찾아 닥터 쇼핑을 한다. 환자들은 무엇보다 정확히 병명에 대한 진단을 받는 것이 중요하다. 그러나 이 역시 쉬운 일이 아니다. 의사마다 의견 차이가 다양하기 때문이다. 그러므로 환자 자신이 주도적으로 질병을 관찰하고 살피며 충분히 좋아질 수 있다는 자신감을 가지는 것이 중요하다.

평소 피부색이나 대변의 모양과 색, 체온과 같이 사소한 것들만 주의 깊게 살펴봐도 우리는 몸의 상태를 충분히 파악할 수 있다. 요즘 들어 몸이 무겁고 피곤하다면 몸이 보내는 생명신호라는 것을 감지해야 한다. 그러나 대부분의 사람들은 병원에 갈 정도의 증세가 아니라서, 심한 통증이 아니라서 이러한 신호들을 무시하고 지낸다. 눈이 충혈됐을 때, 잠이 잘 오지 않을 때, 머리가 아플 때, 자꾸 단 것을 찾게 될 때 등 너무 사소한 증상들이어서 쉽게 넘겨 버리는 경우가 많다. 그러나 이러한 증상들은 우리 몸이 살고자 신호를 보내는 것이다. 몸이 보내는 생명신호에 대한 적절한 대응을 하지 않을 경우 생사를 좌우할 수 있는 인생의 큰 질병이 찾아올 수도 있다.

주변에서 암 판정을 받거나 갑작스러운 심장 질환으로 돌연사한 지인들의 소식을 접하게 되면 자만했던 나의 건강에 대해 경각심을 느끼게 된다. 몸이 보내는 질병의 전조증상을 알고 주의를 기울인다면 갑작스러운 사망이나 심각한 질병으로부터 몸을 보호할 수 있다. 피곤이 누적되고 몸의 이상을 느꼈는데도 그것을 방치했기 때문에 질병과 죽음에 이르게 되는 것이다. 질병이 찾아오기 전 우리 몸은 끊임없이 경고를 보내는데 그 신호를 무시하거나 알아차리지 못해 큰 병을 키워서는 안 된다.

의사와 약물에 의지하게 되면 그에 대한 피해도 감수해야 한다. 장기적인 약물 치료는 결국 자연치유력을 떨어뜨린다. 질병이 완치될 수 있도록 의사와 환자가 함께 협력해야 한다. 의사는 환자가 나을 수 있도록 도와주는 협조자일 뿐 치료의 중심은 의사가 아니라 자신이 되어야 한다. 약물 치료는 현재 나타나는 증상을 억제하는 것이 대부분이며 질병의 근본을 치료할 수 있는 것은 아니다. 대증치료는 통증을 빠르게 해소해 주기 때문에 만성적인 통증으로의 진행을 막아 준다. 그러나 지나치게 사용하는 경우 면역력을 저하시키는 원인이 된다.

약물에 의존해서 질병을 고치려는 생각을 바꾸자. 고혈압이나 당뇨병과 같은 질병은 생활 습관을 바꿔야 치료가 되는 질병이지 약물로 고칠 수 있는 질병이 아니다. 평생 약물을 복용하며 살아야 한다면 얼마나 끔찍한 일인가? 의사는 질병의 치료를 도와주지만 결코 건강을 책임지지는 않는다. 건강의 주체는 의사가 아니라 자신이 되어야 한다는 사실을 잊지 말자.

05
내 몸속의
명의를 깨워라!

"사람의 몸 안에는 명의가 100명 있다. 의사가 할 일은 이들 명의를 돕는 일이다."

의학의 아버지 히포크라테스의 명언이다. 여기에서 말하는 명의란 바로 '자연치유력'이다. 우리 인체에 존재하는 자연치유력의 열쇠는 바로 면역 시스템이다. 바이러스와 세균을 막아 내거나 이미 침입한 병원균을 파괴하는 면역력이 최상의 명의라는 의미다.

면역 시스템은 태어날 때부터 선천적으로 가지고 있는 선천적 면역계와 후천적으로 생성되는 후천적 면역계로 구성된다. 선천적 면역은 항원에 대해서 비특이적으로 반응하기 때문에 대식세포,

과립구와 같은 면역세포가 활동한다. 이러한 면역세포들이 세균을 공격하고 미생물을 잡아먹는다. 그래서 외부 병원체가 몸 안으로 들어오면 바로 선천적인 면역계가 즉각적으로 작동하게 된다. 항원은 병원균과 같은 항원이 우리 몸에 들어오면 이에 대응하는 항체를 만들어 낸다. 바이러스와 같이 질병을 일으키는 물질뿐만 아니라 다른 사람의 혈액이나 장기이식을 받았을 때 거부 반응을 일으키는 물질도 항원이다. 항체는 항원과 결합해 독성을 제거하거나 대식세포들의 식균 작용이 원활하게 일어나도록 한다.

우리 주변의 휴대 전화, 컴퓨터, 조명, 냉장고, 전자레인지, TV, 냉난방 기구와 같은 전자제품들이 활성산소를 만들어 내는 주범이며, 식품첨가물, 합성세제, 바디용품, 샴푸, 린스와 같은 생활화학용품들과 담배 연기, 자외선의 노출도 체내의 활성산소 생성을 촉진시킨다. 현대인의 잦은 음주나 흡연 그리고 과식으로 인한 잘못된 식생활과 생활 습관이 활성산소의 위험성을 더욱더 높이고 있다.

활성산소란 우리 몸의 배기가스라고 해도 과언이 아니다. 음식을 소화하고 에너지를 만들어 내는 대사 과정이나 인체에 유해한 세균이나 바이러스를 없애는 과정에서 발생하는 활성산소는 병원체를 공격해 이로운 역할을 수행하기도 하지만 그 양이 지나치게 증가하면 인체를 무차별적으로 공격해 염증과 다양한 질병을 유발한다. 활성산소의 산화력은 우리 몸속 유전자의 변형에도 영향을 미쳐 암, 당뇨, 동맥경화증, 아토피, 알레르기성 피부염 등을 일으키고 노화를 촉진시킨다. 이렇게 수많은 병원균들과 독소들의 공격으로부터 발생하는 염증 반응들을 제어하는 것이 바로 선천적 면역이다.

후천적 면역은 새로운 항원에 노출되었을 때 특이적으로 발달하는 면역체계로 T림프구, B림프구가 관여한다. 주로 우리에게 친숙한 항체가 관여하는 면역이다. 후천적 면역계는 외부에서 미생물, 바이러스와 같은 물질이 침입하면 이를 파악해 대항할 수 있는 항체를 만든다. 이런 항체를 발판으로 외부 침입 물질을 제거할 뿐 아니라 이를 기억해 다시 같은 외부 물질의 침입에 빠르게 대응하는 중요한 역할을 한다. 후천적 면역 시스템은 매우 정교하게 작동한다. 인체에 침입하는 병원균이나 종양 세포를 인지하고 사멸시킴으로써 질병으로부터 인체를 보호한다.

후천적 면역력을 키우는 방법은 다른 개체에서 만들어진 항체를 제공받는 것이다. 예를 들면 신생아가 엄마로부터 모유 수유를 통해 면역 물질을 공급받아 건강한 면역력을 형성하는 것이다. 또는 면역력에 도움이 되는 유산균이나 홍삼, 알로에와 같은 면역 물질을 섭취하는 것도 면역력을 높이는 방법이다. 이처럼 외부에서 면역에 도움이 되는 성분을 이용해 면역력을 형성하는 것을 '수동 면역'이라고 한다.

후천적 면역체계는 침입한 균의 특성에 맞춰 서로 다른 반응을 보인다. 예를 들어 우리가 독감 예방 주사를 맞는 것도 후천적 면역체계를 활용하기 위한 것이다. 예방 주사에는 아주 약하게 만든 병원균이 들어 있다. 병원균을 우리 몸에 주사하면 면역세포는 그에 맞는 항체를 만들게 되고 주입된 병원균을 기억해 둔다. 그후 나중에 진짜 살아 있는 병원균이 들어왔을 때 이미 만들었던 기억으로 항체를 신속하게 만들어 냄으로써 병원균을 효과적으로 물리칠 수 있다. 이것을 '능동 면역'이라고 한다.

글로벌 시대에 살면서 우리는 과거보다 더 많은 항원에 노출되어 있으며 이에 대항하는 면역 시스템 역시 과거보다 훨씬 더 많은 용량의 처리를 요구하고 있다. 신종 플루, AI, 수족구와 같은 감염성 질환의 발병률이 늘어나면서 온 국민이 불안에 떨고 있다. 결국 우리는 과거보다 더 강력한 면역 시스템이 요구되는 시대에 살고 있는 것이다. 후천적 면역력을 강화하는 것이야말로 이러한 세균과의 전쟁에서 승리할 수 있는 최고의 전략이다.

	선천적 면역	자연적으로 가지고 있는 면역력
면역	후천적 면역	**특정한 병원균에 노출된 후 얻은 면역력** ▪ **수동 면역**: 다른 개체에서 만들어진 항체 혹은 면역 성분을 옮겨 받는 것. 모유, 유산균, 홍삼 등 ▪ **능동 면역**: 우리 몸이 직접 항원과 접촉해 얻은 면역. 병원균 직접 감염, 백신 접종 등

우리는 평소 술을 먹고 담배를 피우고 과식을 하고 편식을 하고 인스턴트 음식을 섭취한다. 잘못된 생활 습관을 가지고 있으면서도 건강을 챙긴다는 명목하에 다양한 영양식품과 약물을 복용하면서 스스로 위안을 삼는다. 영양제나 비타민도 면역력을 강화하는 데 도움이 되지만 먼저 음주와 흡연을 줄이는 생활 습관과 소식하며 골고루 영양 섭취를 하는 식습관 개선을 통해 우리 몸속의 면역 시스템을 활성화시켜야 한다.

우리는 자연식 위주의 식습관과 생활 습관의 개선만으로도 충분히 건강한 몸을 유지할 수 있다. 질병으로 고생하며 약물을 꼬박꼬박 복용하면서도 식습관이나 생활 습관에 변화가 없다면 병이 낫기를 기대하기란 어렵다. 몸속의 독소를 제거해 주고 식생활 습관을 개선해 면역력을 높여 줌으로써 자연치유력에 집중하는 것이 더 중요하다. 우리가 어떻게 생활하고 어떤 종류의 음식을 즐겨 먹고 어떤 마음으로 살아가느냐에 따라서 유병단수할 수도, 무병장수할 수도 있다.

진정한 명의는 질병을 치료하는 것보다 질병이 찾아오지 못하도록 면역력을 높여 줘야 한다. 우리는 몸이 아플 때 의사를 찾아가지만 그전에 자신의 주치의인 면역력을 높이고 독소를 배출해 질병이 찾아오는 것을 미리 방지해야 한다. 가장 기본이 되어야 하는 것은 의사와 약물을 찾기 전에 본인의 식습관과 생활 습관이 개선되어야 한다는 것이다. 아플 때마다 의사를 찾고 약물을 복용해 병이 낫는다고 해도 이러한 습관들이 개선되지 않는 한 언제든 병은 재발할 것이다.

의사가 해야 할 일은 환자가 가지고 있는 치유의 힘, 즉 면역력을 도와 질병에 걸리지 않도록 하는 것이다. 누구나 갖고 있는 자연치유력이 발휘되도록 삶의 태도를 바꾸는 것이 내 몸속의 명의를 깨우는 가장 지혜로운 행동이다.

06

내 몸의 방어 시스템, 면역력을 단단히 하라!

군인은 육군, 공군, 해군으로 나뉜다. 각각의 역할은 다르지만 모두 자기 위치에서 외부 침입자를 철통 방어해 국가를 안전하게 보호하며 질서를 유지해야 할 의무가 있다. 우리의 몸도 잘 훈련된 군대처럼 방어 체계를 갖추고 있다. 방어 시스템인 면역력은 군대처럼 다양한 역할을 감당하고 있으며, 여러 종류의 면역세포들이 체계적으로 각자의 업무를 수행하고 있다.

우리를 질병에 걸리게 하는 병원균은 어디에든 존재한다. 화장실이나 공공 휴게실부터 깨끗해 보이는 내 집이나 사무실에도 존재한다. 우리 몸의 손과 발 심지어 입안까지도 병원균들이 가득하다. 한마디로 우리는 병원균과 공존하며 살아가고 있다. 즉, 항상 질병에 노출되어 있다는 의미다. 외부 침입자들은 코를 통해 또는 음식물이나 상처를 통해 항상 우리 몸속으로 침입하려고 기회를 노린다. 이물질이 우리 몸에 들어와서 방어선을 무너뜨리면 쉽게 질병에 걸리게 된다. 그러나 우리 몸은 이러한 침입자들에 대해 방어할 수 있는 힘을 가지고 있다. 이렇게 자신을 안전하게 보호하려는 방어체제를 면역력이라고 한다. 외부로부터 이물질, 바이러스, 각종 세균이 침입해 들어오거나 내부에서 발생하는 염증과 기형화된 암세포들이 발생해 건강을 위협해 오면 면역 시스템이 작동되어 질병을 예방하고 치유하게 된다.

우리 몸의 방어 시스템은 매우 조직적으로 활동한다. 1차 방어군은 외부 침입자와 직접 맞부딪쳐 이들의 공격을 막아 내는 역할을 한다. 주로 피부와 신체의 여러 기관이 여기에 해당된다. 외부 침입자를 막는 1차 방어군인 피부 조직은 병원균이 침투하지 못하게 막는 보호막 역할을 한다. 코 역시 든든한 방어군으로 콧구멍 속의 털이 공기 중의 더러운 물질을 걸러 내면 코점막이 재채기를 해 바이러스를 몸 밖으로 몰아낸다. 위에서 분비되는 위산은 음식에 묻어온 병원균들을 사멸시키고, 유해한 음식이 들어오면 위의 면역세포가 구토를 일으켜 몸이 상하는 것을 막는다. 대장에 살고 있는 유익균은 유해균과 끊임없는 전쟁을 한다. 심지어

침이나 콧물, 눈물, 소변에도 병원균을 죽이는 효소 물질들이 들어 있다. 땀이나 침, 눈물과 같은 체액은 미생물의 침입을 막을 수 있는 훌륭한 1차 방어군이다. 몸속에 염증이 생기면 체온이 상승하는 것도 대표적인 자연방어기전 중의 하나다. 1차 방어군은 침입한 병원균이나 미생물이 번식하지 못하게 해 질병의 진행을 막는다.

우리 몸 곳곳에는 다양한 면역 시스템이 잘 형성되어 있어서 병원균이 이를 뚫고 들어오는 것은 결코 쉬운 일이 아니다. 그럼에도 불구하고 1차 방어선을 뚫고 몸속까지 침투하는 병원균이 있다. 1차 방어군이 무너지면 2차 방어군인 백혈구가 이들을 방어하기 시작한다. 백혈구들은 적들과 맞서 싸우면서 특유의 화학물질을 분비해 지원군을 부른다. 이 화학 물질 덕분에 혈관이 팽창하고 혈액 공급이 증가해 많은 수의 백혈구가 병원균들이 침투한 부위로 모이게 된다. 우리 몸에 상처가 났을 때 그 부위가 부어오르고 나중에는 고름과 진물이 나오기도 하는데, 이 모든 것이 병원균과 백혈구의 치열한 싸움에서 생겨 난 결과물이다.

백혈구는 과립구와 단핵구, 림프구로 나뉜다. 과립구는 백혈구의 60% 이상을 차지한다. 과립구는 병원균을 탐식하고 이물질을 소화시키고 살균하는 기능을 담당하고 있어 조직에 염증이 생기거나 신장염, 폐렴, 편도선염과 같은 염증성 질환을 일으키기 쉬운 물질들을 처리하는 면역세포다.

단핵구는 대식세포라고도 하는데, 대식세포는 외부에서 침입한 세균이나 내부에서 생겨난 여러 가지 노폐물을 직접 잡아먹어 제거하는 면역세포다. 대식세포는 혈액 속을 순환하다가 체내에 이물질이 침입하면 이 사실을 림프구에 전달하고 공격 명령을 내리는 지시자 역할도 담당한다. 스스로도 생체 방어 작용을 해 이물질이나 과립구의 잔해물인 고름과 혈전을 제거한다. 대식세포는 사명을 다한 세포를 처리하는 역할을 하지만 쓸모없는 세포라고 해서 모두 노폐물로 제거하지 않으며, 체내 영양이 부족할 때는 제거해야 할 세포를 재활용해 영양분으로 흡수한다.

외부에서 침입하는 이물질에 대해서는 림프구가 주요한 역할을 맡고 있다. 림프구는 병원균을 무력화시키는 항체를 생성한다. 림프구에는 T세포, B세포, NK세포 등이 있다. T세포와 B세포는 주로 외부에서 침입해 오는 바이러스와 세균, 꽃가루와 같은 이물질을 공격하는 림프구다. T세포와 B세포는 이물질을 공격할 때 항체 항원 반응을 한다. 몸 안에 바이러스가 침입하면 T세포가 B세포에게 신호를 보내고, 신호를 받은 B세포는 항체를 만들어 항원을 퇴치한다. T세포와 B세포는 한번 마주친 바이러스와 세균을 항원으로 기억하고 있다가 다시 마주치면 항체를 신속히 만들어 공격한다.

NK세포는 자연살해세포라고도 부른다. NK세포는 바이러스에 감염된 세포를 직접 공격해 없앤다. 특히 몸 안에서 암세포를 발견하면 퍼포린과 그랜자임 물질을 분비한다. NK세포는 암세포를 공격해 암세포의 발생과 증식을 억제하고 전이를 막는 역할을 한다. 이러한 철저한 방어막으로 체내에 진입하는 모든 물질을 검사하며, 문제가 있는 물질이나 이상 세포는 완벽히 처리한다.

이러한 신비한 면역세포가 바로 백혈구다. 몸의 방어군이 이렇게 체계적인 조직구조를 가지고 있어 날마다 적군들로부터 철통 방어를 하고 있다.

면역세포를 활용하지 않는 것은 스스로 건강을 포기하는 행위다. 면역 시스템은 끊임없이 우리 몸속으로 침투해 오는 온갖 병원균과 바이러스, 독성 물질을 제거한다. 그러나 이러한 면역 시스템도 우리 몸이 건강할 때나 가능하다. 만약 면역체계가 약해지면 우리 몸은 곧바로 질병의 공격에 무너지게 될 것이다.

2009년 9월 이후 전 세계는 바이러스와 치열한 생존 경쟁을 벌이고 있다. 대수롭지 않게 여겼던 멕시코 일대의 돼지독감이 신종 플루로 등장한 이후 세계적으로 수십만 명이 감염자가 나타났고 그로 인한 사망자도 발생했다. 학교는 휴교하고 사람들이 많이 모이는 공적인 행사는 속속 취소되었다. 신종 플루로 인한 사회적인 불안감은 상상을 초월하고 있다. 전 세계를 공포에 떨게 한 신종 플루 때문에 바이러스성 질환이 새롭게 주목받고 있다. 바이러스성 질환이 무서운 것은 한순간에 전 세계로 퍼지는 파괴력과 그 종류를 파악하는 것이 불가능할 정도의 다양한 변종 바이러스들이 등장한다는 사실 때문이다. 인플루엔자 바이러스가 대표적인 예지만, 실제로 우리 몸은 매일 수많은 외부 이물질과의 전쟁을 벌이고 있다. 이러한 수많은 외부 이물질에 대한 대항으로 백신 접종이 큰 도움이 되지만, 세상에 존재하는 모든 바이러스와 병원균을 백신화한다는 것은 불가능하다. 백신화가 되었다 해도 이를 모두 접종한다는 것 또한 매우 어려운 일이다. 이러한 외부의 신종 이물질에 대한 근본적인 해결책은 바로 신체의 면역 시스템을 강화하는 것이다. 우리 몸은 백신 공장처럼 스스로 백신을 만들어 내는 능력이 있으며 이것이 우리 몸의 방어 시스템, 즉 면역력이다.

면역력이 강화되면 외부 이물질이 침입했을 때 체내의 백신 공장이 재빠르고 정확하게 가동되어 병원균에 대한 저항력을 끌어올리는 원동력이 된다. 백신에 의존하기보다는 건강한 생활 습관으로 체내 백신을 강화하는 것이 더 중요하다. 면역력은 언제 어디서 우리 몸을 공격해 올지 모를 외부 위험에 가장 효율적으로 대처하는 정교한 방어 시스템이다. 따라서 평소에 면역력을 튼튼하게 유지하는 것이 건강한 삶을 위해 가장 우선시되어야 한다.

07

면역력을 잡아야
내 몸이 산다

37세의 길태훈 씨는 결혼한 지 3년 만에 대장암 4기라는 진단
을 받았다. 이미 복막까지 전이되어 있는 상태였다. 부인도 아이를
출산한 이후 림프암 4기 진단을 받게 되었다. 부부는 "왜 우리는
암이 이렇게까지 깊어지도록 알지 못했을까?" 자책했다. 세상이
원망스러웠고 두려웠다. 그러나 부부는 오히려 암 판정을 받은 것
이 삶을 대하는 태도를 180도 바꿔 놓았다고 했다. 앞으로 얼마
나 더 살지 모른다는 생각을 하니 남은 생애를 죽을 각오로 살아
가면 더 가치 있게 잘 살 수 있을 것 같다는 것이었다. 삶의 기한
을 확실히 알 수 없는 부부는 자신에게 주어진 하루를 마지막 날

이라고 생각하며 이 시간을 누군가를 미워하고 증오하면서 살아가기보다는 사랑하며 축복하는 시간으로 채우고 싶었다. 암 4기 투병 중인 부부는 지금이 건강해질 수 있는 마지막 기회라며 남은 시간을 치료할 수 있어서 있어 감사하다고 했다.

부부에게는 생전에 두 가지의 미션이 있었다. 첫 번째 미션은 딸의 돌잔칫날 옆을 지키겠다는 것이었고, 두 번째 미션은 딸의 유치원 입학식 날 함께 손을 잡고 가는 것이었다. 이들은 첫 번째 미션을 기적처럼 이루었다. 암이라는 잔인한 선물을 받았지만 부모라는 이름으로 거뜬하게 암을 이겨 나가고 있었다. 덕분에 부부는 항암 치료를 끝내고 말기 암을 극복하게 되었다. 부부는 어렵게 얻은 건강인 만큼 평범한 일상이 더욱더 소중하게 느껴진다고 했다. 두 번째 미션을 이루기 위해서는 앞으로 자신의 몸을 더 사랑하고 돌보며 건강하게 살아가겠다고 굳게 다짐했다.

부부는 왜 질병이 이렇게 깊어지도록 몰랐을까? 질병은 어느 날 갑자기 찾아오는 것이 아니다. 질병의 대다수, 특히 고혈압, 당뇨병, 각종 암은 오랜 세월 동안 방치된 자신의 잘못된 생활 습관과 건강하지 못한 주변의 환경으로 인해 찾아온다. 질병이 심각한 수준에 이르기까지 건강에 무관심하고 그 상태를 방치한 자신의 책임을 피해갈 수는 없다. 모든 질병의 바탕에는 과로와 근심 그리고 약물의 장기 복용이라는 원인이 있다. 몸이 보내는 생명 신호를 바로 알아차리고 소중히 여기며 부지런히 대응해야 한다. 우리는 질병이 생겼을 때 치료를 잘 하는 것보다 평소에 몸 관리를 잘해 질병에 걸리지 않도록 해야 한다.

《면역 관리 없이 암 완치 없다》의 저자인 황성주 박사는 암 치료의 완성은 재발을 막는 면역 관리에 달려 있다고 강조한다. 수만 명의 암 환자들을 진료한 저자가 생각하는 암 완치 비결은 암 치료 후 집중 면역 관리와 평소의 생활 면역 관리다. 즉, 치유의 힘은 약물 치료가 아니라 항상 자신의 몸 안에서 나온다는 것이다. 그는 모든 암 환자들은 수술 직후, 항암 치료 전후, 방사선 치료 전후로 면역의 공백기가 있을 때 가장 암 재발의 위험성이 높다고 말한다. 결국 암 재발 여부는 면역 관리에 달려 있다고 봐도 과언이 아니다. 암의 재발 위험을 줄이는 것은 항암제가 아니라 면역력을 극대화시키는 면역 관리에 달려 있음을 명심해야 한다.

평소 자연식을 복용하며 스트레스와 체온 관리를 통해 면역력을 높이기 위해 노력하자. 스트레스를 받는 환경에서는 신경계의 균형이 무너지고 면역세포가 약화되어 암세포가 성장하기 쉽다. 심지어 면역력을 현저하게 저하시키는 항암제나 방사선 치료가 스트레스로 작용할 때 그 파괴력은 엄청나게 증폭될 수 있다. 평생 적절한 면역 관리를 통해 최상의 면역을 유지하면서 건강한 생활 습관을 통해 유전자를 복구시켜 다시는 암에 걸릴 수 없는 내부 시스템을 만들어 가는 것이 무엇보다 중요하다.

회사에서 부장으로 재직 중인 56세 최원식 씨의 책장 위에는 감기약과 각종 영양제가 가득하다. 늦은 시간까지 퇴근하지 못한 채 컴퓨터 앞에 앉아 각종 비타민과 항우울제, 알레르기 치료제를 장기 복용하고 있다. 그는 약이 없으면 항상 불안하다고 했다.

요즘은 건강에 대한 사람들의 관심이 높아져 방송만 보더라도 건강과 관련된 프로그램들이 많이 등장한 것을 알 수 있다. 다양한 분야의 전문 의사들이 패널로 등장해 질병을 주제로 평소 증상이나 질병을 키우는 잘못된 습관을 알려 준다. 질병을 치유하는 주체는 의사가 아닌 우리 자신이 되어야 한다. 모든 질병은 반복해서 과도한 노동을 하거나 지나치게 안정된 생활을 추구하는 잘못된 생활 습관에서 시작되기 때문이다. 건강하게 인간으로서의 존엄을 지키는 삶을 영위하기 위해서는 스스로 몸을 돌보는 흐름을 만들어야 한다. 면역력을 높이는 노력을 한다면 우리 몸은 그 어떤 바이러스의 침입도 탄탄하게 대처할 수 있다.

김현기 군은 원래 편두통이 심한 고3 남학생이다. 현기 군은 입시에 대한 스트레스를 많이 받아서 자주 두통을 호소했는데 시간이 지날수록 어지러움과 두통이 더 심해진다고 했다. 대학병원에서 CT 촬영을 해 봤지만 아무 이상이 없다는 진단을 받았음에도 두통은 멈추지 않았다. 빈혈도 없는데 왜 그러는 것인지 이유를 알 수가 없었다. 심지어 감기도 심하게 걸리고 구내염에도 자주 걸렸으며 면역력도 약해지고 있었다. 어느 순간부터는 두통약도 효과가 없어졌고 매일 두통에 시달리게 되었다. 결국 현기 군은 최후의 수단으로 그동안 복용해 온 두통약을 과감히 끊고, 평상시 생활 습관을 바꿨다. 그러자 놀랍게도 서서히 두통이 사라졌다고 했다.

두통은 입시를 앞둔 수험생, 업무가 많은 직장인, 신경 쓸 일이 많은 주부에게서 자주 나타난다. 두통이 심하면 잠을 자는 것도 어려워지고 신경이 예민해져서 주변 사람을 힘들게 하는 경우가 많다. 두통의 원인은 다양하지만 머리가 아픈 사람들에게 제일 중요한 것은 우선 두통을 유발하는 음식을 피하는 것이다. 초콜릿, 햄, 소시지, 버터, 염분이 많은 각종 가공식품 및 통조림 등이 두통 유발 음식이다. 가공 육류를 만들 때 지방 성분의 산패를 방지하고 식중독을 예방하며 식품의 색깔을 선명하게 하기 위해 사용되는 아질산나트륨과 같은 화학 첨가물도 두통을 유발한다. 평소 두통을 자주 경험한다면 햄과 소시지와 같은 가공 육류의 섭취를 제한하고 생채소와 과일을 이용한 자연식의 섭취를 늘려야 한다.

나는 두통에 시달리는 사람들에게 물을 자주, 많이 마실 것을 권한다. 충분한 수분 섭취를 하는 것이 두통을 예방하는 데 좋다. 특히 뇌는 많은 수분을 필요로 한다. 두통뿐만 아니라 다양한 질병에 있어 물을 마시는 것만으로도 많은 부분이 치유되고 예방된다. 우리 몸을 이루는 대부분이 수분인 만큼 수분 부족은 우리 몸 전반에 건조 신호를 보낸다. 이러한 경우 물 대신 음료수를 벌컥벌컥 마시기도 하지만 음료수는 물보다 흡수력이 떨어질 뿐만 아니라 이뇨 성분이 있어 오히려 몸 안의 수분을 배출시킨다.

　우리는 조그만 증상에도 병원을 찾아가곤 한다. 병원은 언제나 환자들로 넘쳐난다. 환자들은 의사가 병을 고쳐 줄 것이라고 굳게 믿는다. 하지만 현대의학의 출발점이 대증치료로부터 시작하기 때문에 증상이 완화되는 것은 약물을 복용할 때뿐이다. 질병의 근본적인 치료를 위해서는 내 몸의 면역력을 충분히 활용해야 한다. 면역력을 잡아야 내 몸이 살 수 있다. 면역력을 정확히 아는 것이야말로 자신의 건강을 지킬 수 있는 최상의 무기가 된다. 100세 건강의 열쇠는 바로 면역력에 달려 있다. 면역력이란 언제 어디서 공격해 올지 모를 외부의 위험 요소로부터 우리 몸을 가장 효율적으로 지키는 인체 방어 시스템이다. 면역력을 잘 관리하는 것은 건강한 삶의 기초를 잘 세우는 것과 같다. 생활 습관을 바로 잡으면 몸은 질병으로부터 멀어진다.

08
숙면은 건강을 부르는
최고의 보약이다

42세의 오진희 씨는 신문사 기획팀장이다. 그녀는 아이들을 키우면서 동시에 전국을 다니며 취재와 촬영을 해야 한다. 장거리를 가야 하는 경우 쪽잠을 자고, 출퇴근도 밤낮으로 불규칙하다. 또한 하루에 수십 통의 이메일을 받고 전화 상담도 해야 한다. 그녀는 과로와 수면 부족으로 갑상선암을 진단받고 휴직을 결심했다.

밤낮없이 과로하고 지나치게 신경을 쓰다 보면 자율신경의 균형이 무너지고 면역력이 약화되어 병에 걸리기 쉽다. 우리는 보통 "시간이 돈이다."라고 생각한다. 잠을 자는 것이 왠지 시간을 낭비하는 것만 같다. 거리에는 24시간 영업을 하는 매장들이 도처에 깔려 있고 밤이 깊도록 불이 꺼지지 않는다. 도로 위에는 밤낮으로 자동차들이 쉼 없이 움직인다. 그만큼 밤에 일하는 심야 근무자들도 넘쳐난다. 이제는 밤낮의 경계가 사라지고 있는 것이다. 잠이 중요하다는 것을 알면서도 늦은 시간까지 이어지는 야근과 술자리 모임들 그리고 끊임없이 이어지는 일과를 피해갈 수 없다.

수면이 시간 낭비라는 문화 속에 우리는 수면 부족의 시대에 살고 있다. 그러나 잠을 자야 뇌의 독성 물질이 청소되고, 깨어 있는 동안 생각하지 못한 것들이 정리된다. 수면은 단지 쉬는 시간이 아니다. 정상적인 뇌 활동을 위한 필수 과정이다.

29세의 이한결 씨는 프로그래머로 일하며 아침 일찍 출근해 2~3일씩 밤을 새우며 작업하는 게 일상이었다. 5일간 사무실에서 쪽잠을 자며 집에 들어가지 못한 적도 있다고 했다. 수면 시간을 줄여 가며 새벽까지 일하기를 반복하다 보니 피로가 누적되어 몸에 무리가 오고 말았다.

잠은 사람에게 최고의 휴식이자 에너지다. 그래서 잠을 제대로 못 자면 하루가 온종일 피곤하다. 2013년 한국갤럽 조사에서 직장인 3,228명을 대상으로 평균 수면 시간에 대해 조사한 결과 6.1시간밖에 되지 않았으며, 응답자의 76%가 "수면 시간이 부족하다."라고 답변했다. OECD 국가 중 한국인의 평균 수면 시간은 7시간 49분이지만, 성인만 대상으로 한 결과는 6시간 53분으로

한 시간 가까이나 줄었고, 특히 40대의 수면 시간은 6시간 37분에 불과했다. 휴식이 필요하다는 것을 알지만 제대로 쉬지 못하고 있는 것이다.

지금 우리 사회는 수면 위기의 시대다. 현실적으로 수면을 충분히 취하기가 점점 더 어려워지고 있다. 사회생활과 과중한 업무로 인해 필요한 수면 시간을 채우지 못하거나 야간에 깨어 있는 경우도 있다. 야간 업무를 하는 경우는 특히 주간에 졸음에 시달릴 뿐만 아니라 순환 장애, 소화 장애, 우울증이 나타나 신체적·정신적 문제도 발생할 수 있다. 수면 부족 상태가 되면 활동량이 줄어들기 때문에 에너지 소비량도 떨어진다. 그러면 남은 에너지가 지방으로 축적되어 비만으로 이어진다. 특히 감정 조절을 하지 못하는 사람들이 점점 늘어나는 것은 수면 부족과 관련이 높다. 수면 부족으로 인한 피로는 자율신경에 영향을 주어 감정조절 능력이 상실되고, 성격이 예민해져 대인관계에 지장을 주게 되며, 집중력을 떨어뜨려 사소한 실수를 자주 하게 만든다.

또한 수면이 부족하면 호르몬 장애를 유발해 우리 몸의 혈당치를 지속적으로 상승시켜 인슐린 민감도가 떨어진다. 인슐린이 제 기능을 하지 못하게 되면 당뇨병의 원인이 된다. 특히 밤 10시부터 새벽 2시 사이에는 성장호르몬이 집중적으로 분비되는데, 이 성장호르몬은 신체 발달뿐만 아니라 대사 작용과 손상된 피부 세포를 재생하는 데 매우 중요한 역할을 한다. 그런데 많은 사람들이 이 황금 시간대를 놓치고 늦게 잠을 청하곤 한다. 수면 시간이 부족할 경우 동맥경화는 물론 혈관의 탄력성도 떨어지기 때문에 협심증, 심근경색과 같은 심장병의 위험도 높아진다.

고대 그리스 작가로, 유명한 서사시《일리아스》와《오디세이아》의 저자인 호메로스는 "잠은 눈꺼풀을 덮어 선한 것, 악한 것, 모든 것을 잊게 하는 것"이라고 말했다. 나는 하루의 피로를 풀고 재충전하는 수면을 가장 중요하게 생각한다. 하루 종일 사용한 휴대 전화의 배터리를 충전하듯이 수면이란 고갈된 에너지를 다시 보충하며 피로를 제거하는 시간이다. 잠에 들면 뇌와 몸의 기능이 활발하게 활동한다. 학습, 기억, 감정이 잘 작동하고, 심장 기능이나 호르몬 등의 신체기능을 유지하는 데도 충분한 잠이 필요하다. 몸에 감염이나 염증이 생겼을 경우 우리 몸은 회복을 위해 더 많은 시간의 수면이 필요하다.

수면 골든타임은 피부 재생이 이루어짐과 동시에 인간이 하루 중 가장 편안한 휴식을 취할 수 있는 시간이다. 피부 세포를 안정시켜 주고 재생하는 호르몬의 활동이 활발히 이루어지기 때문에 피부 건강에 유익하다. 특히 피부 노화를 막기 위해서는 오후 10시에 취침하는 것이 가장 좋다. 숙면은 탈모의 주요 원인인 스트레스 조절에 도움을 주고, 신체 세포와 기능을 회복하는 호르몬을 제대로 분비할 수 있게 해 낮 동안 자외선이나 활동으로 인해 자극받은 두피를 안정시켜 탈모를 예방하는 데 도움을 준다.

숙면은 신체 리듬을 원활하게 하고 에너지를 충전하므로 기초대사량을 높여 다이어트에 도움을 준다. 그러므로 다이어트를 할 때 잠을 푹 자면 더욱 효과적이다. 환절기 때마다 몸이 아파 고생하는 사람늘이라면 더욱 숙면해야 한다. 숙면할 때 면역력을 높여주는 호르몬인 멜라토닌이 분비되기 때문이다. 수면 시간도 중요하지만 얼마나 제대로 잠을 자는지가 중요하다. 잠을 잘 자기 위해서는 다음과 같이 숙면에 도움이 되는 환경을 만들어야 한다.

반드시 해야 할 것	반드시 피해야 할 것
잘 때는 TV 끄기	너무 큰 소리, 밝은 빛 (TV, 휴대 전화, 컴퓨터)
수면 전에는 긴장 풀기	불편한 베개, 이불 등
온수로 샤워하기	과식, 야식, 지나친 운동
취침 전 가볍게 온몸 스트레칭하기	흡연, 음주, 카페인(커피, 초콜릿, 콜라)이 들어 있는 음식

건강을 부르는 최고의 보약은 숙면이다. 제대로 된 수면은 몸의 피로를 줄이고 신진대사를 증진시켜 체내 영양을 피부에 고루 전달해 준다. 숙면은 피로에 지친 우리 몸을 회복시켜 주는 최고의 에너지 충전제이자 피로회복제다.

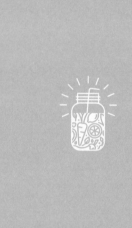

PART 3

내 몸이 보내는
생명 신호,
면역력을 잡아라

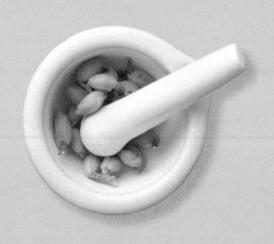

01
암세포가
좋아하는 탄수화물

우리는 예로부터 "밥심으로 산다."라는 말을 할 정도로 하루 삼시 세끼를 당연히 챙겨 먹어야 한다고 생각했다. 밥을 먹는 건 그날 하루 동안 필요한 에너지를 채우는 데 매우 중요한 일이기 때문이다. 요즘은 맛있는 먹거리들이 넘쳐나고 자극적인 음식들이 우리의 입맛을 사로잡아 과식을 유도한다. 어머니가 해 주시던 집밥보다 유명한 맛집을 찾아다니면서 끼니를 해결하는 경우가 더 많아졌다. 그러다 보니 필요 이상의 에너지를 섭취하며 살아가고 있지만 그에 비해 건강하게 장수하는 사람들은 그리 많지 않다. 요즘은 건강식품 중에서도 '당 함유량 제로'라는 문구가 표기

될 정도로 건강을 위해서는 탄수화물을 피해야 한다는 인식이 조금씩 퍼지고 있다. 그 이유는 탄수화물을 과도하게 섭취하게 되면 일시적으로 혈액 속 포도당의 농도가 상승하기 때문이다. 이 상태가 오랫동안 반복적으로 유지되면 비만, 당뇨병, 동맥경화, 심근경색을 유발하게 된다.

35세의 정희진 씨는 거의 아침을 굶고 출근한다. 그러다 보니 하루 종일 간식을 달고 살지만 무언가 허전한 마음이 든다. 그녀는 주로 면이나 빵을 좋아해 평일에는 따뜻한 국물이 있는 국수를 즐겨 먹고, 주말에는 빵으로 간편하게 식사를 때우는 일이 다반사다. 평소 많이 먹지 않는데도 불구하고 갈수록 살이 쪄서 결국 그녀는 다이어트를 결심했다.

우리가 일상적으로 먹는 밥이나 면, 빵을 통칭해 탄수화물 또는 당분이라고 한다. 밥을 먹고 나서 후식으로 빵이나 쿠키를 즐겨 먹기도 한다. 탄수화물은 끊을 수 없는 치명적인 매력이 있다. 하지만 건강을 위해서는 탄수화물도 제대로 알고 섭취해야 한다.

탄수화물은 크게 복합당과 단순당으로 나뉜다. 복합당은 현미, 통밀, 잡곡, 고구마와 같이 거친 음식들이다. 복합당의 섭취는 탄수화물의 당들이 서로 치밀하게 연결되어 있어 소화시키는 데 더 많은 시간이 요구된다. 그만큼 포만감이 지속되며 혈당도 완만하게 상승시킨다. 그래서 췌장에 무리를 주지 않으며 비만과 당뇨를 막을 수 있다. 반면 빵이나 과자, 설탕과 같이 부드럽고 단맛이 나는 단순당은 혈당을 급격하게 높이기 때문에 많이 먹으면 당뇨를 유발하게 된다. 단순당은 체내 흡수가 빠르다. 그래서 당분이 쉽게 쌓이며 소비되지 못한 당분은 지방으로 축적되어 살이 찌게 된다.

박형진 군은 식욕이 왕성한 초등학교 6학년 남학생이다. 워낙 밥과 고기를 좋아하기 때문에 한 끼 식사에 밥 두 공기는 기본이다. 식사를 마치고 나면 간식으로 초콜릿이나 과자를 즐겨 먹는다. 그리고 평소 달콤하고 시원한 과당 음료를 물 대신 자주 섭취한다. 그런데 어느 날부터 형진 군은 화장실 가는 횟수가 늘어나고 배가 고프면 허겁지겁 식사를 급하게 하는 행동이 잦아졌다. 특히 공복 시 짜증을 내는 일이 많아져 걱정이 된 형진 군의 부모가 아이를 데리고 병원을 방문하게 되었다. 검사 결과 형진 군은 당뇨병 진단을 받았으며, 공복 혈당이 175mg/dL, 당화혈색소 수치가 무려 8%까지 올라가고 있었다.

우리는 평소 끼니를 대충 때우거나 늦은 밤에 야식을 즐길 때도 있고 입이 즐거워하는 자극적인 음식을 자주 먹기도 한다. 뷔페를 이용할 때면 과식으로 이어지기도 쉽다. 이러한 불규칙한 식습관은 췌장에 무리를 주게 된다. 특히 단순당의 섭취는 당분이 혈액에 흡수되는 속도가 빠르기 때문에 혈당이 급속도로 높아진다. 혈당이 갑자기 오르내리면 인슐린 자극이 둔감해져서 더 많은 인슐린을 필요로 하게 된다. 이런 악순환이 반복되면 늘어나는 당을 처리하기 위해 더 많은 인슐린을 만들어 내야 하며, 인슐린과 당분 사이의 균형을 맞추기 위해 더 많은 당분을 먹게 된다. 늘어난 당분을 처리하기 위해 인슐린을 만드는 췌장은 무리가 갈 수밖에 없다.

탄수화물 자체가 비만을 일으키는 식품이라기보다는 빵과 과자를 비롯한 단순당의 섭취로 인해 에너지 섭취가 증가하는 것이 문제다. 특히 당화혈색소 수치가 증가하게 되면 대사 장애를 유발한다. 당화혈색소란 탄수화물에서 나오는 당과 적혈구 내의 혈색소(헤모글로빈)가 결합된 형태를 말한다. 당화혈색소가 높으면 당뇨 합병증의 진행률도 빨라질 수 있다. 과도한 혈당은 설탕물처럼 피를 끈적끈적하게 만들어 혈액의 점도를 높이고 혈액순환을 방해한다. 혈당은 혈관 내벽에 달라붙어 혈관을 손상시키고 심혈관 질환, 뇌혈관 질환과 같은 당뇨 합병증을 유발하는 원인이 된다.

우리가 많은 양의 탄수화물을 먹게 되면 지방으로 전환되어 내장 지방의 형태로 축적된다. 비만은 염증성 사이토카인(면역세포가 분비하는 단백질을 통틀어 일컫는 말)의 수치를 올리고 결국 암세포의 성장을 촉진한다. 이러한 비만이 염증과 암의 위험을 높이기 때문에 에너지의 과다 섭취를 막기 위해서 단순당의 섭취를 줄이는 것이 필요하다.

2007년 세계암연구기금(WCRF)에서는 간암, 췌장암, 식도암, 담낭암, 대장암, 자궁암, 유방암이 비만과 연관이 깊다고 발표했다. 소화기와 호르몬과 관련된 암은 잘못된 식생활 습관이 직접적으로 영향을 준다. 특히 암세포는 탄수화물을 대량으로 소비한다. 암세포는 건강한 세포보다 포도당에 대한 영양분 의존도가 훨씬 더 높기 때문이다. 혈당지수가 높은 포도당의 섭취량이 증가하면 암세포의 증식을 자극하는 인슐린의 분비도 증가한다. 암세포가 포도당을 많이 섭취하는 이유는 증식을 하기 위해서 막대한 에너지를 생산해야 하며, 세포를 구성하는 성분인 핵산과 세포막의 합성에 에너지가 필요하기 때문이다. 대표적인 암 검사법인 PET-CT(양전자방출 단층촬영술)는 암 조직을 영상화해 암의 발생 유무와 위치를 확인하는 방법이다. 암세포는 정상 세포에 비해 에너지 대사가 항진되어 있어 암세포 부위에 포도당이 축적되는 암세포의 특성을 이용해 암세포를 발견하는 원리다.

미국 존스홉킨스 대학의 과학자들은 포도당을 절대적으로 필요로 하는 암세포에게 포도당 공급을 중지했을 경우 암세포가 스스로 사멸한다고 보고했다. 암세포는 에너지 대사와 세포 구성 성분의 합성의 주원료로 포도당을 이용한다. 암세포의 에너지 생산은 정상 세포에 비해 포도당 의존도가 높기 때문에 포도당이 풍부한 식사는 암세포 증식을 촉진한다. 결국 암 예방을 위해서라도 단순당의 과도한 섭취를 조절해야 한다.

일반적으로 암의 원인은 유전적 요인도 있지만, 유전으로 인한 암 발병률은 약 10% 정도다. 암 발병의 주된 원인은 대부분 잘못된 생활 습관이며 그중 결정적인 원인이 바로 식생활 습관이다. 《40세부터는 식습관 바꿔야 산다》의 저자 와타요 다카호 의사는 40대부터 시작되는 급격한 노화 현상의 근본적인 이유가 바로 신진대사 저하 때문이라고 말한다. 중년에는 급격한 에너지 소비가 아닌 안정적인 소비 체계로 변하게 되어 대사량이 저하되고 에너지 과잉으로 인해 질병이 찾아온다는 것이다. 그는 30대까지는 몸이 성장하고 발달하는 시기이므로 당분 중심의 식사가 문제가 되지 않지만, 40대에 들어서면서 신체가 노화하기 때문에 이전의 식사 습관을 유지하면 몸에 큰 부담이 되어 질병의 원인이 된다고 했다.

건강을 위해 가장 중요한 것은 우리가 먹는 음식을 조절하는 것이다. 특히 단순당의 과다 섭취를 제한해야 한다. 100세 시대에 아프지 않고 오래 살기를 원한다면 식생활 습관부터 바꿔야 한다. 건강은 그 어떤 재산과도 바꿀 수 없다. 이제부터는 입이 즐거운 식사보다 몸이 즐거운 식사를 시작해 보자.

02
스트레스는
면역력의 최고의 적이다

27세의 조한승 씨는 입사 3개월 차 영상 편집 작가다. 영상 촬영 편집이 주 업무이기 때문에 하루 대부분의 시간을 사무실에서 보낸다. 아직 신입사원이다 보니 자신의 역량이 부족하다는 생각에 긴장감을 느낄 때가 많다고 했다. 평소 운동량이 부족하고 스트레스를 풀기 위해 주 3회 이상 술자리를 가지는 그는 술을 마실 때마다 소주 2병 정도를 마신다. 한승 씨는 업무 스트레스로 불면증이 찾아왔으며 그로 인해 수면제를 복용하기 시작했다.

극심한 긴장감으로 생기는 스트레스는 만성 피로와 불면증으로 이어진다. 누구나 살면서 크고 작은 스트레스를 받는다. 우리는 심한 운동이나 과로로 인한 육체적인 스트레스는 물론이며 대인관계에 찾아오는 갈등이나 분노, 그리고 정신적인 압박감을 받고 살고 있다. 적당한 스트레스는 삶의 원동력이 된다고 하지만 과도한 스트레스는 인체의 균형을 깨뜨린다.

마음의 병이 육체의 병을 키운다. 뇌는 신경계를 통해 우리의 인체를 통제하기 때문이다. 신경계는 크게 중추신경계와 말초신경계로 구분된다. 말초신경은 크게 3가지로 나뉘는데 몸의 감각을 뇌로 전달하는 감각신경, 근육을 움직일 때 뇌의 명령을 전달하는 운동신경, 그리고 세밀한 내적 조절 기능을 담당하는 자율신경이 있다.

자율신경은 다시 교감신경과 부교감신경으로 나뉜다. 자율신경의 가장 중요한 기능은 인체의 항상성을 유지하는 것이다. 항상성이란 외부 환경이 변해도 생체 내부의 환경은 일정하게 유지하려는 성질이다. 즉 우리가 섭취한 음식들은 지속적으로 소화, 흡수, 배설, 해독의 대사 작용을 거치게 되며 체온조절, 혈액순환, 호흡, 면역, 호르몬의 작용을 항상 유지하려 하는데 이를 조절하는 것이 바로 자율신경이다.

자동차를 예로 들면 교감신경은 엑셀이며 부교감신경은 브레이크에 비유할 수 있다. 자동차가 움직일 때 액셀과 브레이크 둘 다 중요하듯이 교감신경과 부교감신경 중에 더 중요하고 덜 중요한 것은 없다. 신체가 최적의 기능을 유지하기 위해서는 교감신경과 부교감신경의 균형이 중요하다. 사람은 낮에는 활동하고 밤에는 잠을 자면서 인체의 생명을 보존하는 자연의 법칙에 따라 살아간다. 우리의 몸도 중용의 원리를 잘 수행하고 있다. 뭐든 지나치면 질병이 발생하기 쉽기 때문에 우리의 몸은 적당한 선을 찾아간다.

교감신경과 부교감신경 둘 중 어느 한쪽에 치우치지 않고 조화를 이루며 자율신경에 몸을 맡길 때 자연치유력은 제대로 발휘될 수 있다. 교감신경은 위급한 상황에서 활성화된다. 교감신경의 활성은 아드레날린과 노르아드레날린이란 물질을 방출해 신체 장기들을 짧은 시간에 빠른 대처를 하도록 작동시킨다. 교감신경이 활성화되면 장기들이 활발하게 움직이며 혈관이 수축하고 혈압은 올라가며 심박 수가 증가한다. 동시에 기관지가 확장되고 호흡하는 횟수도 늘어난다. 간에서는 포도당이 대량으로 생성되며 혈액으로 이동시킨다. 교감신경은 혈류가 근육으로 흐르도록 전환시키지만 부교감신경은 그 반대 역할을 한다. 다시 말해 교감신경은 각성과 흥분 상태를 유지하고, 부교감신경은 이완과 진정 상태를 담당한다.

스트레스는 교감신경을 긴장시켜 아드레날린이 과잉 분비되고 세포를 손상시키는 활성산소의 양을 증가시킨다. 특히 면역세포인 림프구를 감소시켜 면역체계를 망가뜨린다. 우리의 몸은 스트레스에 장기간 노출되면 여러 가지 스트레스 호르몬이 생산되는데 이 호르몬들이 면역력을 악화시킨다.

스트레스 호르몬으로도 알려져 있는 코르티솔은 외부 자극에 대해 우리 몸이 신속하게 반응할 수 있도록 준비시키는 역할을 한다. 코르티솔의 농도가 올라가면 간에서 당분 합성이 촉진되고 신체의 손상된 부분에 대한 복구 작업이 억제된다. 그래서 스트레스를 받는 상황이 되면 코르티솔 농도가 상승해 우리 몸의 치유 과정이 방해를 받는다. 코르티솔 자체가 혈당을 상승시켜 불필요한 인슐린 분비를 촉진하기 때문이다. 스트레스 호르몬은 인체에 침입한 적군을 무찌르는 항체 생산을 억제하고, 암세포나 바이러스에 감염된 세포를 죽이는 NK세포의 기능을 떨어뜨리며, 면역 기능을 수행하는 사이토카인의 생산을 억제한다. 결국 과도한 스트레스는 몸을 위기 상태로 만들며 생명 활동을 유지하는 데 필요한 시스템인 자율신경을 무너뜨리는 주범이다.

48세의 문형욱 씨는 경찰 공무원으로 12년간 근무해 왔다. 경찰관이라는 직무 특성상 교대 근무와 긴급 출동이 잦아 규칙적인 생활 자체가 불가능하다고 했다. 대기 상태를 유지해야 하는 탓에 따로 시간을 내 운동하는 것도 쉽지 않았다. 각종 사건 사고 현장에 투입되어 극도의 긴장감을 유지해야 하는 경찰 공무원의 특성상 만성 피로에 시달리던 그는 결국 간암 3기 진단을 받게 되었다.

우리의 몸은 항상성을 유지하려는 성질이 있기 때문에 일시적인 스트레스 상황에서 오는 불균형은 시간이 지나면 자연스럽게 원래대로 돌아온다. 예를 들어 중요한 업무나 시험이 끝나면 그동안의 긴장이 풀리면서 컨디션이 나빠지거나 몸의 기능이 떨어지는 경우가 있다. 이는 항상성을 유지하게 위한 신체의 자연스런 현상이다.

그러나 지속되는 스트레스 상황에서는 항상성이 무너져 정상 상태로의 복구가 불가능하게 되면서 심각한 병적인 상태로 이어진다. 신체의 에너지가 모두 고갈되고 회복이 어려워지면 결국 큰 병이 찾아오게 된다. 만성 피로가 지속되면 스트레스 지수가 상승해 자율신경계의 불균형을 초래한다. 교감신경의 우위상태가 지속적으로 유지되면 결국 건강도 무너진다.

43세 황미경 씨는 조금만 긴장하거나 화가 나는 일이 있으면 소화가 잘 안 되고 금방 체한다. 그녀는 이미 만성 신경성 위염으로 여러 해 동안 고생하고 있었다. 심한 스트레스를 받으면 허리나 어깨, 목, 팔, 다리까지 통증이 찾아온다고 했다.

눈에는 보이지 않지만 우리 몸을 조절하는 것은 바로 우리의 마음이다. 마음은 몸과 연결되어 있으며 몸에게 자신의 상태를 그대로 전달한다. 예를 들어 경기를 앞둔 축구선수가 긴장감 때문에 면역력이 떨어져 감기에 잘 걸린다거나, 평소 높은 실력을 갖춘

학생이 시험에 대한 긴장으로 좋지 않은 결과가 나오는 경우 등을 들 수 있다. 극심한 스트레스는 자율신경 기능을 떨어뜨려 소화불량으로 이어진다. 위장은 감정의 영향을 받는 장기이기 때문에 정신적 상태에 직접적인 영향을 받는다. 신경이 예민해지면 음식물을 분해하는 소화액 분비에 장애가 생겨 섭취한 음식물의 소화 흡수 기능이 떨어지게 된다. 스트레스가 지속적으로 쌓여 면역력이 떨어지면 만성 위염에서 위궤양으로 진행되고, 암과 같은 심각한 질환으로까지 발전할 수 있다. 그래서 만성적인 위장 질환의 경우는 신경 안정제를 처방해 주기도 한다.

스트레스는 물론 개인적인 차이가 있다. 같은 스트레스를 받더라도 어떤 사람은 잘 견뎌 내고 즐겁게 살아가는 반면에 어떤 사람은 정신적인 부담으로 몸 상태를 악화시킨다. 스트레스는 면역세포까지 지치게 만든다. 우리의 몸은 대략 60~100조 개의 세포로 구성되어 있고 끊임없이 새로운 세포로 교체되고 있다. 몸이 감당할 수 있는 범위를 넘어서 과로를 하거나 스트레스를 많이 받는 경우는 새로운 세포로 교체되는 데 장애가 발생한다.

스트레스는 자율신경계의 균형을 깨뜨린다. 이렇게 몸의 균형이 깨지게 되면 병원균과 싸우는 세포들이 힘을 잃게 되고 결국 몸은 질병의 지배를 받게 된다. 스트레스 정도나 지속 기간이 어느 정도인가도 문제지만, 가장 중요한 것은 스트레스를 어떻게 받아들이며 해소하느냐다. 자연의 흐름에 맞게 먹고, 쉬고, 활동하면서 몸과 마음의 안정을 찾는 것이 바로 면역력을 극대화하는 길이다. 몸이 불편하다면 약이나 병원을 찾기 전에 현재 자신의 치유력을 방해하고 있는 요인은 없는지부터 살피는 것이 먼저다.

03
면역력 저하는
차가운 몸에서 시작된다

옛말에 "두한족열(頭寒足熱)"이라는 말이 있다. 머리를 시원하게 하고 발은 따뜻하게 해야 건강에 좋다는 뜻이다. 어린 시절 나는 엄동설한 추위도 모른 채 놀다가 방으로 뛰어들어 와 온돌 바닥에 앉아 꽁꽁 언 손과 발을 비벼가며 따뜻하게 녹인 경험이 있다. 우리나라의 전통 생활 방식인 온돌은 아궁이에서 불을 때면 방바닥의 구들이 달궈지고, 한번 뜨거워진 구들장은 오랫동안 방바닥을 따뜻하게 만들어 추운 겨울을 따뜻하게 지낼 수 있게 해주었다. 따뜻한 아랫목에 누워 흠뻑 땀을 흘리고 나면 앓던 감기도 뚝 떨어졌다.

요즘은 서구식 아파트 생활 문화이다 보니 온풍기가 천장에 매달려 있고 차가운 대리석 바닥 위에서 실내화를 신고 다닌다. 또 하의 실종이라는 단어가 생길 정도로 젊은 여성들이 미니스커트를 즐겨 입고 다니며, 건강을 생각하기보다는 마르고 날씬한 몸매를 추구한다. 심지어 한겨울에도 기호식품으로 냉커피와 아이스크림의 소비 열풍이 뜨겁다. 과거와 다르게 요즘 우리는 머리는 뜨겁고 발은 차가워지는 두열족한(頭熱足寒)의 시대에 살고 있는 것이다.

52세의 김명화 씨는 수족냉증으로 10여 년간 고생해 왔다. 어깨는 무거운 돌을 얹은 듯 딱딱하게 굳어 있고 항상 손과 발이 얼음장처럼 차가웠다. 아랫배도 차가워서 여름이면 배탈도 자주 났다. 그녀는 요즘 나이와 함께 늘어난 뱃살이 줄어들지 않아서 걱정이다.

몸이 차가워지면 체온을 더 이상 빼앗기지 않기 위해 근육이 긴장한다. 이때 혈관도 같이 힘껏 수축하게 된다. 몸이 차가우면 소화기관의 기능이 떨어져 소화도 잘 되지 않는다. 우리가 섭취한 음식을 소화 흡수하기 위해서는 많은 에너지가 필요하다. 식사 후에는 음식물 섭취량에 따라 혈액의 절반이 위에 집중된다. 그런데 저체온이 되면 심장의 혈류량이 떨어져 혈액이 제대로 공급되지 않고, 소화 효소와 소화액의 분비도 원활하게 이루어지지 않는다.

결국 소화 기능이 저하되고 이 상태가 지속되면 만성 소화불량으로 진행된다.

배가 차가워지면 가장 먼저 나타나는 현상이 바로 변비다. 변비는 복부 비만, 생리통, 어깨 통증, 두통을 유발해 장내 균총의 균형을 깨뜨리고, 유해균들의 활동으로 체내 독소를 배출하는 것이 어려워지며, 장의 체온을 떨어뜨리는 악순환을 유발한다.

수족냉증은 날씨의 변화나 실내·외 기온의 영향을 받기도 하지만 체내의 열 조절 시스템에 문제가 있어 나타나는 증상이다. 이런 경우에는 한겨울에도 열이 많으며 땀이 자주 나고 얼굴이 붉어지는 증상이 발생한다. 반대로 한여름에는 몸이 냉해 손이나 발이 얼음장처럼 차갑다. 주로 스트레스, 운동 부족, 장기적인 약물 복용과 생활 환경의 변화가 원인이다. 과도한 스트레스에 짓눌리다 보면 교감신경의 긴장 상태가 계속되어 혈관이 수축하고 체온이 저하된다. 또한 운동이 부족한 경우 체열을 만드는 근육이 소실되면서 냉증을 초래한다. 특히 고지혈증, 당뇨, 고혈압의 경우 지속적으로 약물을 복용하면 교감신경 항진되어 체온이 떨어지기도 한다. 추운 겨울이나 에어컨이 자주 작동되는 여름, 수면장애, 그리고 차가운 음식을 자주 먹는 식습관에서도 수족냉증이 찾아올 수 있다.

냉증은 손발뿐만 아니라 난소에도 충분한 혈액을 공급하지 못하기 때문에 난소 기능의 저하를 초래할 수 있다. 그래서 냉증은 생리 불순, 불임과도 밀접한 연관성이 있다. 수족냉증이 오랫동안 지속되면 자궁이 위치한 하복부까지 차가워진다. 하복부 냉증이 발생하면 수정이 어려울 수 있다. 자궁 내부의 온도가 낮아지면 자연히 정자의 활동성이 떨어지기 때문에 난임이나 불임의 원인이 된다. 또한 수정에 성공했다 하더라도 착상이 완전히 되지 않아 유산이 될 가능성도 높다. 난자와 정자가 수정되는 곳은 다른 부위보다 약 2℃ 정도 높다. 손발을 비롯해 몸의 내부가 찬 증상으로 아랫배 냉증, 갱년기 장애, 과민성 대장증후군, 생리통이나 산후풍으로도 이어진다. 혈액순환이 손과 발끝까지 원활히 이루어지지 않고 인체의 열 조절에 문제가 생긴다.

특히 중년 이후는 복부가 차가운 경우 수족냉증으로 진행되고 변비나 설사와 같은 장 질환에 걸리기 쉽다. 또 복부의 체온이 낮으면 순환이 어려워지면서 내장 지방이 생기기도 쉽다. 요즘은 젊은 사람들도 잦은 다이어트와 불규칙한 식생활, 스트레스로 인해 장이 건강하지 못한 경우가 많다.

건강한 사람의 정상적인 체온은 36.5℃~37℃를 유지한다. 이 체온에 변화가 생기면 몸에 이상이 생겼다는 알림 신호를 보낸다. 우리 몸은 대사 과정에서 끊임없이 열을 생산하며 체온을 일정하게 유지하기 위해 열 순환을 한다. 그런데 "나는 몸이 차가워.", "나는 몸에 열이 많아."라는 말은 체내의 혈액순환, 즉 열 조절 시스템에 문제가 있는 것을 의미한다. 자율신경의 조절로 기온이 올라가면 피부의 혈관을 확장해 혈류를 활발하게 해 체내의 열을 밖으로 발산하게 된다. 반대로 기온이 떨어지면 혈관을 긴장시켜 혈액 순환을 억제하므로 열의 공급이 부족해져 체온이 떨어지게 된다.

예를 들어 추운 겨울날 체온이 정상 이하로 떨어지게 되면 체내에서는 열을 외부로부터 빼앗기지 않기 위해 땀구멍을 닫고 몸을 움츠리게 해 체온을 보호한다. 반대로 체온이 정상 이상으로 상승하면 땀구멍을 열어 땀을 흘림으로써 체온을 정상 수준으로 조절한다. 그런데 몸의 보일러가 고장 났다는 것은 자율신경에 장애가 왔다는 신호다. 특히 추위를 많이 타는 것은 교감신경의 우위 지속 상태이며 교감신경은 스트레스 상태 즉, 긴장이 지속된 상태로 볼 수 있다. 그 결과 근육의 수축, 모세혈관의 위축, 혈액 순환의 장애로 영양분을 세포 안으로 공급할 수 없어서 신체의 면역력이 떨어지게 된다. 오히려 온도가 낮지 않은데도 불구하고 추위를 호소하는 경우도 있다. 체온이 떨어지면 몸속 냉기가 특정 부위에 몰려 그 부위가 차다고 느끼는 증상이 나타난다.

추위에 떨며 식사를 하게 되면 저체온증이 되어 효소의 기능이 떨어지고 몸의 신진대사가 나빠진다. 그러나 자율신경계의 조절 실패로 인해 체온 조절 기능에 문제가 생긴다. 몸이 차가워지면 면역력이 약해져 감기에 걸리기도 쉽고 바이러스 침입으로 인한 질환 또한 자주 발생한다. 자연히 림프구 수가 줄어들고 체온이 저하되는 암 발생의 호조건이 된다. 실제로 내가 그동안 만난 암 환자들을 살펴보면 저체온인 사람들이 많았고, 또 저체온일 때 암세포가 빨리 성장하는 것을 확인할 수 있었다.

체온의 상승은 혈액순환 개선에 도움이 된다. 그리고 체내의 효소작용이 촉진되고 신진대사를 활발하게 진행시킨다. 염증 부위에 열이 나는 이유는 그 부위를 따뜻하게 해 염증을 치유하려는 면역 반응으로 세포의 재생과 상처 회복력이 빨라진다. 발열 반응은 질병을 치유하는 데 있어서 매우 중요한 현상이다. 대부분 몸에서 열이 나면 불편한 현상으로 보고 해열제를 이용해 열을 내리려고 한다. 그러나 해열제를 사용하기보다는 먼저 발열 반응으로 인한 탈수 상태를 살피고 수분 섭취를 잘 해 주며 충분한 휴식과 안정을 취하는 것이 더 중요하다.

저체온 상태는 면역 저하를 유도한다. 저체온인 몸에서는 암세포가 발생하기 쉽다. 따뜻한 체온을 가지고 있다면 면역체계가 활발하게 활동하고 있는 것이지만, 체온이 낮으면 면역체계의 활동이 그만큼 활발하지 못하다는 것이다. 건강을 위협하는 최대의 적군은 바로 저체온이다. 우리 몸의 체온은 면역 상태를 그대로 보여 준다. 면역 저하는 반드시 차가운 몸에서 시작된다는 것을 잊지 말자.

04
면역력이
떨어지면 살이 찐다

47세의 직장인 한정희 씨는 갑상선 기능 저하증 환자다. 그녀는 평상시 소화력도 급격히 떨어지고 물만 먹어도 살이 찌는 것 같아서 고민이다. 일반적으로 식사량이 많지는 않지만 짠 음식을 즐겨 먹는다. 그리고 항상 잠을 자고 일어나면 손과 얼굴이 잘 부었다.

갑상선 호르몬의 기능이 저하되면 대사 장애가 오기 때문에 음식을 짜게 섭취해도 수분이 몸 밖으로 잘 빠져나가지 않는다. 염분은 수분을 몸 안에 가두는 작용을 하기 때문이다. 일반적으로 물은 열량이 없으므로 살이 찌지 않는다. 오히려 물은 신진대사를 촉진하고 에너지 소비를 늘리며 몸 안의 노폐물이 잘 빠져 나가도록 도와 다이어트에 효과적이다. 그러나 몸 안에 들어간 만큼 물이 빠져나오지 못한다면 문제는 달라진다. 이러한 경우는 체중이 늘어나는 원인이 된다. 몸에 수분이 축적되면 혈액과 림프 순환에 장애가 생긴다. 그래서 노폐물이 원활하게 빠져나가지 못하게 되며 지방 분해 대사가 제대로 이루어지지 못해 살이 쉽게 찌는 체질이 된다.

35세의 조인영 씨는 키 162cm에 75kg으로 비만이다. 그녀는 뱃살 때문에 고민이 많다. 사무실에서 행정업무를 보는 직업 특성상 점심시간 이외에는 주로 의자에 앉아 있는 시간이 많기 때문이다. 또 그녀는 평상시 추위를 많이 느낀다. 그래서 물을 잘 마시지 않는다. 심지어 한여름에도 감기를 달고 살며 외출할 때도 긴 팔 옷을 가지고 다닌다.

오랫동안 앉아서 혹은 서서 근무를 하는 사람들은 수분 정체가 되기 쉽다. 장시간 같은 자세로 앉아 있으면 신진대사가 제대로 되지 않아 몸이 차가워지고 수분대사가 어려워진다. 차가워진 몸은 혈액의 흐름을 어렵게 하고, 혈액순환이 나빠지면 혈관 속에 점차 노폐물들이 쌓이기 시작한다. 그 결과 혈액이 탁해져 어혈 상태가 된다. 어혈이 생기면 장기들의 활동이 나빠져 어깨 결림이나 두통이 발생할 수 있다. 혈액은 근육이 만든 열을 온몸으로 이

동시켜야 하는데 어혈로 인해 전신에 열이 제대로 전달되지 못해 몸이 차가워진다. 차가워진 몸을 따뜻하게 하기 위해 몸속에서는 칼로리 요구량이 많아진다. 또한 몸이 차가울 정도로 체온이 내려가면 근육이 가늘게 떨리면서 칼로리 소모가 많아지고 몸이 열을 발산하면서 체온을 정상적으로 유지한다. 그러다 보니 더 식욕이 많아진다. 결국 체내에 열량 에너지가 과다하게 축적되어 비만으로 이어지는 것이다. 일반적으로 식사로 섭취한 에너지가 신체 활동으로 소비하는 에너지보다 많으면 지방으로 저장된다. 누구나 비만을 해결하기 위해 다이어트를 시도한다. 그러나 식이 제한만으로는 근본적인 해결책이 될 수 없다. 심지어 각종 다이어트 약물 복용과 잘못된 다이어트 방법으로 몸을 혹사시키면 대사성 질환과 요요현상을 겪기 쉽다.

체내의 면역력이 떨어지면 염증성 사이토카인 물질의 분비가 왕성해지며, 식욕 억제 호르몬인 렙틴의 분비를 억제하기 때문에 살이 찌게 된다. 또한 비만은 염증을 유도해 종양의 성장을 촉진하기도 한다. 2010년 숙명여대에서 발표한 〈비만이 대장암화에 미치는 영향 및 관련 기전 연구〉 논문을 보면, 고지방 식이는 체내 지방 축적을 유도하고 이는 인슐린과 IGF-1의 분비량을 증가시키며 세포의 자연사와 관련 단백질 발현을 조절해 대장종양의 성장에 영향을 미치는 것으로 보고되었다. 이처럼 면역력과 비만은 상호 연관성이 매우 높다.

체온이 1℃ 내려가면 기초대사량이 떨어지기 때문에 쉽게 살이 찐다. 우리 몸에서 열을 제일 많이 생산하는 곳은 근육이다. 근육이 줄어들면 기초대사량이 떨어지고 기초대사량이 저하되면 체온도 자연스럽게 떨어진다. 기초대사는 호흡, 순환, 신경계와 내장기관이 활동하는 데 소비되는 최소한의 에너지를 말한다. 성인의 기초대사율의 기준은 하루 1,200~1,400kcal다. 집에서 활동적인 일을 하지 않고 앉아 있는 것도 기초대사와 큰 차이가 없을 것이다. 기초대사량은 하루 총 에너지 소비량에 있어서 가장 많은 부분을 차지한다. 그러나 나이가 들어감에 따라 차츰 감소하기 시작한다. 나이가 들면 근육량도 급격히 줄어들기 때문에 근육량이 떨어지면 기초대사 장애로 이어진다. 특히 중년에는 호르몬 변화로 근육량이 더욱더 급격히 떨어진다. 체온이 올라간다는 것은 기초대사의 에너지 소모량이 늘어난다는 뜻이다. 결국 근육량이 늘어나면 저체온을 막으며 질병에 걸리는 것을 예방할 수 있다.

면역력이 건강해야 호르몬 기능도 정상적으로 작동할 수 있다. 호르몬 대사가 촉진되면 우리 몸의 기초대사를 높여 주고 신진대사도 원활해진다. 기초대사에 필요한 열량을 공급하지 않은 채 다이어트를 계속하면 면역 및 대사 기능이 약해지면서 오히려 살이 찌기 쉽다. 기초대사가 높으면 많은 에너지를 소모하기 때문에 움직이지 않아도, 심지어 잠을 자는 시간에도 살이 빠진다.

우리 주변에는 음식을 많이 섭취하는데도 살이 찌지 않는 사람과 음식을 조금만 섭취해도 금방 살이 찌는 사람이 있다. 이런 경우 체질 탓이라기보다는 기초대사량의 차이 때문이다. 기초대사량이 높으면 아무것도 하지 않아도 많은 에너지를 사용하기 때문에 같은 양의 음식을 먹어도 쉽게 살이 찌지 않는다. 인체의 작업량이 줄면 기초대사가 떨어지므로 에너지 과잉은 한층 더 촉진된다. 살이 찌면 동작이 둔해져서 에너지 소비가 줄어들고 심지어 외부 활동이 줄어들면서 신진대사 기능이 저하되어 면역력도 쉽게 떨어진다. 따라서 기초대사와 면역력은 비례적인 관계가 성립된다.

　　물만 마셔도 살이 찐다는 사람들이 있다. 그러나 물을 비만의 원인으로 볼 것이 아니라 일종의 부종을 의심해 봐야 한다. 이럴 때는 인체의 대사 기능이 저하되어 배출되어야 할 수분이 세포 사이에 넘쳐 있는 상태일 가능성이 높다.

　　몸이 차가워지면 체열을 뺏기고 싶지 않기 때문에 몸을 움츠리게 되며, 몸의 대사 작용이 절전모드로 돌입하게 된다. 외형적인 부분뿐만 아니라 내부 화학 반응도 저하시킨다. 우리 몸의 화학 반응을 돕는 촉매제가 바로 효소다. 효소의 활성 온도는 우리 몸의 심부 온도인 37℃~38℃에 가장 활발하게 움직인다. 저체온이 되면 지방 분해 효소인 리파아제의 기능이 떨어져 지방의 분해 작용이 어려워지므로 살이 찌게 된다. 나이가 들면서 생기는 뱃살은 굶거나 많이 운동을 한다고 해도 잘 빠지지 않는다. 저체온이면 대사 작용이 떨어지게 되며 오히려 장기의 체온 유지를 위해 지방을 축적하게 된다. 지방이 축적되면 심장 기능이 저하되어 혈액순환 장애를 일으키고 다시 저체온을 유발한다.

비만은 우리 몸의 열 조절 능력을 저하시킨다. 몸이 치기워지면 신진대사 작용의 저하로 혈액순환이 나빠져 어혈이 발생하게 된다. 혈액순환 장애는 면역세포의 활동에 장애가 되며 노폐물과 독소가 배설되지 않고 체내에 쌓여 몸이 붓게 되므로 다시 살이 찌는 악순환의 고리를 반복하게 된다. 살이 잘 찐다는 것은 면역력이 무너지고 있다는 알림 신호라는 것을 명심하자.

05
내 몸의 적신호,
숙변을 잡아라

　27세의 박민혁 씨는 항상 아침을 거르고 하루 두 끼를 외식을 한다. 저녁에는 주로 친구들과 어울려 고기와 술을 즐긴다. 요즘 민혁 씨의 이마에 좁쌀 여드름이 자주 생겼다. 그냥 일시적인 여드름인 줄로만 알고 있었는데, 일 년 동안 좁쌀 여드름이 지속적으로 생기고 있었다. 그는 어렸을 때는 여드름이 없었는데 성인이 된 후 여드름이 생기니 자꾸 신경이 쓰인다고 했다.

　피부병은 반드시 몸속부터 다스려야 한다. 몸속의 건강 상태가 피부와 직결되기 때문이다. 여드름은 피부에 나타나는 현상이지만, 우선 약해진 대장 기능부터 관리해야 한다. 식품첨가물, 항생제, 성장촉진제, 농약과 같은 화학물질들은 주로 외식을 통해 몸속으로 들어와 건강을 위협한다. 이러한 화학물질들 때문에 정상적인 면역 시스템이 날마다 방해를 받고 있다. 외부 음식이나 스트레스로 인해 장내 유해균이 많아지고 정상적인 균총의 균형이 깨지게 된다. 특히 장내 유해균으로 인해 장 면역력이 떨어지면 피부 염증인 여드름이 발생하게 된다. 피부병의 증상만을 개선하는 것은 근본적인 치유가 될 수 없다. 우선 장내 환경을 개선하고 장 면역을 바로 잡아 줄 때 피부 질환도 회복될 수 있다.

"모든 병은 장에서 시작된다."

현대 의학의 아버지인 히포크라테스의 명언이다. 장은 제2의 뇌라고 할 만큼 장 건강은 매우 중요하다. 소장점막의 장 면역은 체내에서 필요한 영양 흡수를 원활하게 하는 동시에 유해물질의 유입을 차단하는 역할을 한다. 소장에 증식하는 유해균은 독소나 유해물질을 만들어 내는데 유익균이 제대로 증식하지 못하면 이런 유해 물질과 여드름을 유발하는 병원균을 제대로 방어하지 못해 여드름이 생긴다. 장관면역은 장내 유익균들을 통해 외부의 병원균과 같은 항원에 대응하는 항체를 만들어 살아간다. 그러나 항체를 만들 수 있는 능력이 떨어지면 장내 유익균의 활동을 기대하기 어렵다. 장내 세균의 환경을 개선해 장관면역을 지켜주는 유익균을 프로바이오틱스 또는 유산균이라고 한다. 유산균은 항염 작용과 함께 항진균성, 세포재생 능력, 항체조절 능력을 가지고 있어서 장관 내 유해균들을 제거하는 데 효과가 있다. 질병의 원인을 제대로 관리하면 재발 위험을 막을 수 있다. 장관면역체계를 바로 잡아야 장관 내와 인체 피부 내의 유해균을 없애고 항체 조절 능력을 통해서 피부 염증도 없앨 수 있다. 평소에 장 건강에 도움을 주는 유산균을 통해 소장과 대장의 유해균을 억제하고, 유익균이 잘 증식할 수 있는 환경을 만들어 줘야 한다. 장관면역이 높으면 여드름 유발 세균에 대한 방어력이 좋아지고 여드름 치료에도 도움이 된다.

42세의 주부 임수란 씨는 아침에 조금이라도 무엇을 먹거나 밤에 자기 전에 조금만 먹어도 자주 체한다. 속도 더부룩하고 집중도 안 되고 두통까지 호소했다. 하루를 꼬박 누워 있어야 하기 때문에 일상생활을 할 수가 없다고 했다. 그런 그녀에게 진통제는 필수품이었다. 그러나 점점 그 양이 늘어나더니 어느 순간부터 한 알로는 불가능해졌다. 이제 두통이 생기면 두 알을 꼭 먹어야 효과가 나타났다.

우리는 약물을 복용하고 증상이 사라지면 치료가 되었다고 안심한다. 그러나 약물 복용은 몸이 보내는 적신호를 단순히 사라지게 하는 대증치료라는 사실을 알아야 한다. 두통과 소화불량의 원인을 제대로 알지 못하면서 순간적인 모면에 가까운 약물 처방으로는 질병을 완치하기 어렵다. 근본적인 원인을 모른 채 증상만 완화시키는 처방을 하고 약물에 의존하면 질병이 만성화될 가능성이 높아진다.

《장내세균 혁명》의 저자 데이비드 펄머터는 신경과 전문의다. 그는 장내미생물이 우리의 정신 세계와 신경학적 건강 지표까지 좌우한다고 말한다. 장내 유산균은 감정이나 기분에 영향을 주는 스트레스 호르몬인 코르티솔을 조절하기 때문에 불안과 우울증 개선에 도움이 된다는 것이다. 그는 기분을 즐겁게 해 주는 행복 호르몬인 세로토닌의 분비는 장 상태에 크게 영향을 받으므로 장 내 유익균을 사이코바이오틱스(psychobiotics)라고 지칭한다. 결국 건강하게 살려면 장내 독소부터 비워야 한다는 것이다.

나는 매일 아침 기상과 동시에 배변 신호가 찾아온다. 장을 비운 날은 몸도 정신도 가볍고 밥맛도 좋다. 그런데 간혹 아침에 배변 소식이 없을 때는 하루 종일 몸도 무겁고 입맛도 떨어진다. 장 속의 유해균들을 제거하면 몸이 가벼워지며 정신도 맑아진다. 잘 못된 식생활과 과도한 스트레스에 노출된 현대인에게 장내 노폐물과 독소를 비우는 일은 이제 더 이상 선택이 아니라 필수다. 허준의 《동의보감》에서는 '장청뇌청(腸清腦清)'이라는 말이 나오는데 이는 장이 깨끗해야 머리가 맑아진다는 뜻이다. 즉, 맑은 정신으로 장수하려면 장부터 비워야 한다.

38세의 이지성 씨는 팔과 다리가 접히는 부분에 아토피 피부염이 매우 심하다. 또한 먼지나 털에 민감한 알레르기 질환과 만성 장염에 시달리고 있었다. 그의 온몸에는 아토피 때문에 난 상처가 가득했다. 피부는 점점 칙칙해졌고 자주 긁어서 두꺼워져 있었다. 그는 아토피 피부염은 주로 어린 나이에 발병해 성장하면서 자연스럽게 사라진다고 생각했지만, 성인이 되어서도 아토피는 낫지 않고 있었다.

아토피 피부염은 발진이 나거나 피부가 가려운 질병이다. 성인 아토피는 어릴 때 앓던 경험이 있거나 과도한 학업 및 업무 등 스트레스, 불규칙한 식습관과 음주, 흡연으로 인해 면역반응 이상으로 나타나기도 한다. 특히 아토피 피부염, 비염, 천식은 물론 잦은 감기, 집중력 저하의 원인을 장누수 증후군에서 찾아볼 수 있다. 장누수 증후군이란 장의 점막이 손상되면서 외부 혹은 장내에 발생하는 각종 독성 물질과 소화가 덜 된 음식물이 혈액에 유입되어 몸의 면역체계가 교란되고 몸 곳곳에 만성 염증성 질환을 유발시키는 증상이다. 장은 우리 몸에 전신면역을 담당하는 중요 장기다. 장에 지속적으로 문제가 생기면 면역 기능과 연관된 각종 질병들이 언제든지 발병할 수 있다.

현대인의 생활 문화와 서구화된 식생활로 인해 장 질환이 급격히 증가하고 있다. 과거의 육체노동에서 점차 앉아서 하는 일들이 발달하면서 활동량의 부족과 불규칙한 식생활로 인한 결과다. 불규칙한 식생활은 장내 유해균을 증가시켜 변비에서 각종 암까지 치명적인 결과를 일으킨다. 장내 유해균의 활동을 억제하기 위해서는 장내 유익균의 먹이가 되는 식이섬유와 올리고당을 섭취해 장내 유익균의 활동성을 강화해야 한다.

나는 의료식품네트워크센터와 함께 생식이 대장염 및 대장암 예방에 효과가 있다는 사실을 밝혀냈다. 대장염과 대장암을 유발한 쥐에서 생식이 대장염과 장 누수에 어떠한 영향을 미치는지, 그리고 염증과 발암성 예방에 미치는 영향을 연구했다. 이 연구에서 자연식인 생식이 장내 독성 물질 중의 하나인 발열성 물질의 체내 유입을 효과적으로 막는다는 사실을 확인했다. 발열성 독성 물질이 체내로 유입되는 것을 차단하는 기능인 밀착연접에 관여하는 유전자의 발현을 조절함으로써 장누수 증후군이 회복되는 것으로 확인되었다. 열을 가하지 않은 통곡식은 다른 어떤 식품보다 저항성 전분의 함량이 높아 소화 흡수가 천천히 되어 혈당 조절을 원활하게 하고, 장에서 단쇄 지방산(SCFA; Short chain fatty acid)이 다량으로 생성되어 장 기능을 강화하고 활성화시킨다.

면역력이 약해지면 온갖 질병이 찾아온다. 우리 몸의 장관면역은 전신면역의 절반 이상을 차지한다. 몸속에서 유익균의 균총 관리를 잘 해야 면역력을 끌어올릴 수 있다. 유익균이란 노폐물과 독소를 제거하는 인체의 최고 청소부다. 내 몸의 면역의 적신호, 장내 숙변부터 제거하자.

06
관절 질환은
면역 질환이다

48세의 주부 양정아 씨는 최근 손가락 관절 부위가 점점 부어올라 반지를 낄 수 없게 되었다. 단순히 혈액순환이 잘 안 돼 발생하는 부기라고 생각했다. 그래서 치료를 받지 않고 지냈지만 증상은 점점 더 악화되었다. 결국 극심한 통증에 병원을 찾은 그녀는 류마티스 관절염이라는 진단을 받게 되었다.

불규칙한 식습관 및 생활 습관으로 류마티스 관절염이 발생하는 경우가 많다. 면역력이란 외부에서 침입한 세균과 이물질로부터 우리 몸을 방어하는 힘이다. 이러한 면역 기능을 담당하는 세포가 면역세포다. 그러나 면역세포에 이상이 생기면 오히려 면역세포가 우리 몸의 장기나 조직을 공격하는 일이 발생한다. 이렇게 면역체계 기능 이상으로 인해 발생하는 질병을 자가 면역 질환이라고 한다.

노화로 인해 연골 조직이 닳아 없어지면서 관절에 염증이 생기는 류마티스 관절염은 대표적인 자가 면역 질환이다. 류마티스 관절염은 몸속의 면역체계가 관절을 공격 인자로 인식하고 관절을 싸고 있는 막에 지속적인 염증을 유발한다. 이러한 염증은 연골과 관절을 변형시키고 뼈를 손상시킨다. 퇴행성 관절염과 차이가 없어 보이지만 류마티스 관절염은 좌우대칭으로 발생한다. 아프지 않던 한쪽 관절마저 아프게 되며 통증도 더욱 심화되어 일상생활에 큰 어려움을 겪게 된다. 류마티스 관절염은 한번 발병하면 빠르게 진행된다. 아침에 일어났을 때 뻣뻣하게 굳는 조조강직 현상이 대표적인 증상이며 전신에 무력감이 찾아오거나 식욕이 저하되기도 한다.

건강보험심사평가원 통계자료를 보면 2014년 기준 국내 류마티스 관절염 환자는 약 27만여 명으로 전체 환자 중 여성 환자가 약 76%를 차지해 남성의 3배가 넘는 것으로 나타났다. 일반적인 관절 질환과 달리 류마티스 관절염은 20~40대의 젊은 층에서 발병률이 높게 나타났다. 이러한 현상은 면역체계에 이상이 생겼다는 신호이기 때문에 재발 우려도 매우 높다. 류마티스 관절염과 같이 면역 기능에 이상이 생겨 발병한 질병은 면역 조절 능력을 회복해야만 완치될 수 있다.

64세의 김정순 씨는 무릎이 계속 뻐근하고 통증을 느꼈다. 심지어 무릎에서 소리가 나기도 했고, 양반 다리로 앉거나 무릎을 굽힐 때마다 자세가 불편했다. MRI 촬영을 한 결과 그녀는 반월상 연골판 파열이라는 진단을 받게 되었다.

반월상 연골판은 넓적다리뼈와 정강이뼈 사이에서 관절의 연골을 보호하는 역할을 한다. 최근 들어 무릎관절 부위인 반월상 연골판을 다치는 사람들이 증가하고 있다. 2015년 건강보험심사평가원에 따르면 반월상 연골판 파열로 절제술을 받은 환자는 7만 2,616명으로 2011년 6만 8,452명보다 6% 늘었다. 반월상 연골판이 손상되었다고 하면 주로 축구와 같은 격렬한 스포츠나 등산을 하다 부상한 것으로 여기기 쉽다. 그러나 앉았다 일어서거나 계단을 오르내리거나 갑자기 무릎을 굽혔다 폈다 하는 일상적인 동작으로도 연골판은 쉽게 파열된다. 또는 영양의 불균형과 잘못된 식생활도 원인이 되며 자가운전이 늘어나고 활동량이 적어지면서 관절의 염증이 빠르게 찾아오기도 한다.

일상생활에서 관절을 자주 사용하지 않으면 관절 기능도 빠르게 퇴화된다. 나 역시 편리함 때문에 운전을 자주 하게 되면서 오래 걸을 일이 줄었다. 그러다 보니 다리 근육이 가장 먼저 소실되고 고관절과 무릎관절이 쇠약해지는 것을 느낀다. 특히 중·장년층에서는 퇴행성 변화로 인해 연골의 탄력이 떨어지는 경우가 많기 때문에 특별한 외상이 없는데도 반복적인 움직임만으로 무릎 연골이 쉽게 파열될 수 있다.

68세의 황용식 씨는 오랜 고민 끝에 무릎 인공관절 수술을 선택했다. 수술 후 관절의 염증이 생겨 심하게 관절이 부어올라서 그는 재수술을 받기로 했다. 병원에서는 당뇨와 혈압이 있어서 염증 치료가 오래 걸릴 수밖에 없다고 했다. 그래서 재수술을 하려면 먼저 염증부터 치료해야 한다며 항생제부터 처방해 주었다.

관절염이 찾아오면 연골이 변형되어 신경과 혈관을 눌러 순환장애를 일으킨다. 관절의 염증이 심한 경우는 스테로이드제제를 이용한 관절 내 주사(일명 뼈 주사)로 진정시킨다. 염증의 정도가 매우 심한 경우는 인공관절 수술을 시행한다. 인공관절 수술은 관절염으로 찾아오는 극심한 고통을 경감시켜 주는 효과를 기대할 수 있다. 그러나 인공관절이 뼈를 눌러 그 후유증으로 염증이 생기거나 통증, 저린 현상 등이 찾아올 수 있다. 그래서 수술 후에는 관절에 부담을 덜어 주고 외부 충격으로부터 잘 견딜 수 있도록 단련하는 것이 중요하다. 하지만 제일 중요한 것은 관절염이 오기 전 뼈 건강에 신경을 쓰는 것이다. 골수세포를 강하게 훈련시키면 골수세포에서 관절세포를 생성하게 된다. 관절세포가 힘이 생기면 바이러스가 침입했다가도 염증을 만들지 못하고 질병을 이겨 낼 수 있는 힘이 생긴다.

53세의 주부인 유정미 씨는 젊었을 때부터 일을 많이 해서 그 런지 허리도 안 좋고 골다공증과 퇴행성 관절염 그리고 고혈압으로 아프지 않은 곳이 없다고 했다. 약물 치료를 하고 있지만 뚜렷하게 증상이 좋아지는 것 같지 않고 오히려 약물을 오랫동안 복용하는 것이 위장에 부담되어 마음이 불편하다고 했다.

골다공증은 골밀도가 약해지면서 찾아오기 때문에 작은 충격에도 골절이 발생할 수 있다. 갱년기가 시작된 여성들은 골다공증과 퇴행성 관절염이 더욱 발병하기 쉽다. 그러므로 평소에 칼슘이 많이 함유된 음식을 자주 섭취하고, 매일 걷기 운동을 통해 골격근을 단련시켜야 한다. 골다공증과 관절염은 초기에는 특별한 증상이 나타나지 않는다. 그래서 허리가 굽거나 심한 경우 고관절과 척추의 염증이나 골절 현상이 나타난 후에야 때늦은 후회를 하게 된다.

뼈의 가장 중요한 기능은 바로 골수 작용이다. 뼈는 면역체계를 담당하고 있는 백혈구를 생산하기 때문에 면역체계에도 매우 중요한 조직이다. 뼈 사이의 공간을 채우고 있는 부드러운 조직에서 대부분의 적혈구와 백혈구, 혈소판과 같은 혈액세포를 만들어 공급한다. 일반적으로 악성 종양이 발생하거나 병원균에 의해 감염될 수 있으며 이 경우 혈액세포의 생산이 감소하게 된다. 심지어 혈액세포로 암이 발생할 수도 있는데 이것이 백혈병이다. 백혈병은 골수검사를 통해 진단할 수 있으며 골수에 이상이 생겨 정상적인 기능을 하지 못하는 경우 적합한 사람의 골수를 이식받기도 한다.

암 환자의 경우 암 치료 시 방사선 요법이나 화학 요법을 사용하는데 이는 암 환자의 골수에 악영향을 끼쳐 면역력을 떨어뜨린다. 암 치료를 한 뒤 손상된 골수를 미리 채취해 둔 조혈모세포로 복구하기도 한다. 골수세포에서 연골세포를 만드는데 골수세포가 약해져 연골세포를 충분히 만들지 못하면 연골세포도 약해져 윤활액이 충분하지 못해 바이러스나 병원균이 붙어 염증과 통증을 유발한다.

뼈는 외부에서 침입한 병원균과 이물질로부터 우리 몸을 방어하는 면역체계를 가지고 있으며 이러한 면역 기능을 담당하는 면역세포의 집합소다. 류마티스 관절염뿐만 아니라 만성적인 골격계의 퇴행성 질환들의 빠른 진행은 곧 우리 몸의 면역 상태를 말해준다. 질병의 근원을 뿌리 뽑기 위해서는 뼈 건강에 더욱더 신경써야 한다.

07
의사들이 알려 주지 않는
셀프 면역 관리

이소정 씨는 최근 가족 건강에 적신호가 켜져서 고민이 많다. 남편은 과중한 업무와 잦은 음주, 회식으로 인해 내당능장애와 고지혈증이 왔고, 고등학교 3학년인 큰아들은 대학 입시 스트레스로 수축기 혈압이 150mmHg, 이완기 혈압이 90mmHg까지 올라갔으며, 작은아들은 고도비만으로 다이어트와의 전쟁을 하고 있다.

비만이나 당뇨병, 고지혈증과 같은 대사성 질환을 대사증후군이라고 한다. 음식을 섭취해 영양소를 소화, 흡수하고 체구성분을 만들고 에너지원으로서 저장하는 일은 생명을 유지하기 위한 가장 중요한 일이다. 즉, 인체의 대사(代謝)가 인생의 대사(大事)다. 그래서 대사 작용에서 장애가 나타나는 대사증후군은 생명을 위협하는 큰 사건일 수밖에 없다.

대사증후군은 비만, 고지혈증, 고혈당, 고혈압, 죽상경화와 같은 여러 질병이 인체에 한꺼번에 나타나는 상태를 의미한다. 대사증후군에 의해서 나타나는 질병은 만성 질환으로 이어지지만, 대사증후군이 생명에 지장을 주는 것이 아니기 때문에 많은 사람들이 심각하지 않게 여긴다. 그러나 대사증후군을 반드시 관리해야 하는 이유는 합병증이 지속적으로 진행되는 무서운 만성 질환이기 때문이다. 내당능장애, 고혈압, 내장지방형 비만의 위험 인자를 가지고 있는 사람은 증상이 경미하더라도 위험 인자가 늘어날수록 심혈관 질환, 뇌혈관 질환과 암의 발병률이 매우 높아진다.

우승훈 씨는 58세에 명예퇴직을 하고 귀농해 사과농장을 크게 운영하고 있다. 그는 당뇨병으로 혈당강하제를 10년 이상 복용했지만 증상이 호전되지 않고 오히려 만성 신부전증과 통풍으로 합병증까지 겪어야 했다. 혈당강하제를 복용하면서 매일 정상적인 혈당수치로 조절되자 그는 식이요법에 대해서는 전혀 신경 쓰지 않았다. 주로 육식 위주로 생활하다 보니 요산 수치가 올라가게 되었고 결국 신장의 배출 기능에 과부하가 걸려 통풍으로까지 진행된 것이다. 승훈 씨는 신장 기능이 매우 악화되어 칼륨 섭취를 제한하는 식사를 해야 했다. 칼륨을 제한하다 보니 그가 유일하게 섭취할 수 있는 음식은 흰쌀밥과 데친 야채뿐이다. 그는 사과농장을 운영하면서 근육량도 많이 소실되어 작은 일에도 체력 소모가 많아지고 피로를 빨리 느낀다고 했다.

환자들은 병원을 통해 치료를 받을 수는 있지만 건강 관리는 의사가 아닌 자신의 몫이다. 운동 부족, 스트레스와 같은 잘못된 생활 습관과 영양 불균형의 식생활로 인해 대사 장애가 오기 시작하면 만성적인 면역 저하를 일으켜 생명을 위협하게 된다.

의사가 알려 주지 않는 셀프 면역 관리를 위해서는 반드시 다음의 3가지를 꼭 기억해야 한다.

첫 번째, 혈당지수를 잡아라. 대사증후군에서 나타나는 가장 중요한 질병의 원인은 인슐린 저항성인 만큼 대사증후군에서 혈당 관리는 무엇보다 중요하다. 혈당이 높은 상태를 유지하면 인슐린 분비가 증가하고, 이로 인해 인슐린 저항성의 발생 가능성도 높아진다. 식이요법을 통해 혈당을 조절하는 데 있어서 중요한 것은 섭취 시 혈당이 과도하게 높아지지 않도록 관리하는 것이다. 그러므로 혈당지수가 낮은 음식의 섭취를 추천한다. 혈당지수는 섭취한 음식이 혈당에 얼마나 영향을 주는지를 정량화한 수치로, 보통 섭취가 가장 빠르고 혈당에 직접 영향을 주는 포도당을 100으로 해 상대적인 비교 수치를 나타낸다. 혈당지수가 높으면 같은 양을 먹어도 혈당의 상승 수치나 상승 폭이 크고, 혈당지수가 낮으면 혈당의 상승 정도가 낮다는 것을 의미한다. 낮은 혈당지수 식품으로는 주로 현미, 귀리, 호밀과 같은 통곡식이 건강에 유익하며 면역력을 올리는 훌륭한 영양소가 된다.

두 번째, 혈중지방을 태워라. 혈중에서는 다양한 면역세포들이 활동하기 때문에 혈중지방을 조절해야 한다. 혈액 내에 지질 함량이 증가하게 되면 지질로부터 만들어지는 혈전이 또 혈관 벽에 부착되어 혈액 수송을 막고 혈압을 올린다. 또 혈관 벽을 파열하거나 혈관을 막아 혈액이 통하지 않는 상태를 만든다. 활발한 면역작용을 위해서는 혈액 내 지방량을 정상화시키는 것이 매우 중요하다. 혈중의 지방 함량이 증가하게 되면 내장에 지방이 축적되어 비만을 유도하게 된다. 비만은 염증성 사이토카인의 수치를 올리고 면역 기능은 저하시켜 질병의 원인이 된다.

세 번째, 허리둘레를 줄여라. 우스갯소리로 두꺼운 뱃살을 인격이라고 부르던 시대는 지나갔다. 요즘은 언제 문제가 생길지 모르기 때문에 시한폭탄이라고 말한다. 불룩한 뱃살은 건강의 적신호다. 복부 비만은 인슐린 저항성을 야기해 혈당을 높이고 체내 지방을 과다하게 축적한다. 비만은 소모되는 열량보다 섭취하는 열량이 더 많을 때 남아도는 열량이 지방으로 전환되어 체내에 축적된다. 비만 또는 과체중인 사람들이 일반적으로 많이 먹는 것을 추구하다 보니 필요 열량에 비해서 너무 많은 양을 섭취하는 경우가 다반사다. 이런 경우 필수 영양소의 섭취마저 부족해 신진대사를 방해하거나 기초대사량이 줄어들게 되어 면역의 균형이 무너지게 된다.

혈당, 혈중지방, 허리둘레를 다스리기 위해서는 일반적으로 아래의 5가지 지표를 반드시 기억하라.

	지표	정상 수치
1	비만(허리둘레)	남성 90cm(36인치) 이하 여성 80cm(32인치) 이하
2	중성지방	150mg/dL 미만
3	고밀도 콜레스테롤	남성 40mg/dL 이상 여성 50mg/dL 이상
4	공복 시 혈당	100mg/dL 이하
5	혈압	수축기 130mmHg 이하 이완기 85mmHg 이하

비만, 중성지방, 고밀도 콜레스테롤, 공복 시 혈당, 혈압의 5가지 중 3가지 이상이 정상 수치를 벗어난다면 대사증후군으로 진

단할 수 있다. 비만, 지질이상증, 내당능장애, 고혈압 등의 위험 인자는 우연히 나타나는 것이 아니다. 주로 과식이나 운동 부족과 같은 생활 습관으로 인해 내장지방이 축적되어 나타나는 것이다. 따라서 가장 근본적인 원인인 내장지방 축적을 생활 습관 개선 통해 관리하는 것이 여러 위험 인자를 동시에 경감시킬 수 있는 최상의 방법이다. 대사증후군은 초기에는 증상이 없으나 지속되면 심혈관 질환, 뇌졸중, 치매, 고혈압, 당뇨병으로 진행될 수 있으며 삶의 질을 떨어뜨리고 사망률을 높인다.

병원을 찾아간다고 해서 매일매일 자신의 건강지수를 확인할 수 있을까? 아니다. 하지만 누구나 스스로 면역력을 점검할 수 있는 방법이 있다. 앞서 설명한 5가지 지표를 반드시 기억하라. 그러면 누구나 면역력이 떨어지는 것을 막을 수 있다. 꾸준한 생활 습관 관리로 질병이 발생하기 전에 예방하자.

08
질병 치유의 열쇠는
면역력이다

6세의 다솔이는 유치원을 다녀온 후 온몸에 열이 나고 입안과 손바닥에 수포가 생겼다. 어린아이들에게서 흔하게 발생하는 수족구병이었다.

수족구병은 입안에 물집과 궤양이 생기고 손과 발에 수포성 발진이 나타나는 병이다. 주로 어린아이들에게 나타나며 전염성이 높아서 놀이방, 유치원과 같은 보육시설을 통해 감염된다. 수족구병의 유행으로 어린아이를 둔 부모들은 걱정이 이만저만이 아니다. 손만 잘 씻어도 된다지만 좀 더 확실한 대책이 필요하다. 수족구 바이러스의 감염 정도는 각자의 면역력에 의해 결정된다. 이러한 바이러스 질환은 기본적으로 면역력이 약해졌을 때 쉽게 감염되기 때문이다.

면역력은 단순히 질병과 싸우는 능력이 아니라 심신의 건강까지 좌우한다. 면역세포는 혈액 속에 있으면서 저마다 각자의 기능을 담당하고 있는 진문 의료진들이다. 외부에서 항원이 침투하면 선두에서 대식세포가 병원균과 이물질을 발견하자마자 적군으로 인식하고 판단해 즉시 파괴한다. 바이러스가 침입하게 되면 T세포와 B세포가 동원된다. T세포는 바이러스를 공격하고, B세포는 대식세포가 준 정보로 항체를 만들며 항원을 공격한다. 각각의 면역세포가 제 역할을 수행하지 못할 때 인체는 바이러스에 쉽게 감염된다.

56세의 최연실 씨는 요즘 소화가 잘 되지 않았다. 스트레스와 과로 때문이라고 생각한 그녀는 처음에는 동네 병원에 가서 소화제를 처방받았다. 약을 복용하면 속이 좀 편안해지는 기분이었다. 그런데 약을 복용할 때만 증상이 좋아지고 오랫동안 낫지 않아서 좀 더 큰 병원에서 정밀 검사를 하게 되었다. 그 결과 그녀는 림프종 3기 진단을 받았다. 그녀는 수술 후 항암 치료를 받았지만 면역력이 떨어지면서 백혈구 수치가 2,000㎕ 미만으로 더 이상 수치가 오르지 않았다. 그러나 그녀는 항암 치료뿐만 아니라 떨어진 백혈구 수치를 보고 집중적으로 면역 관리를 병행해 항암 치료를 할 수 있는 체력을 만들었으며 마침내 림프종을 극복했다.

우리는 큰 병에 걸리면 대부분 귀가 얇아지고 시간과 돈을 허비하다가 마음의 상처만 남기기도 한다. 질병은 스스로 선택한 삶의 열매이자 자신을 제대로 돌보지 못한 결과물이다. 하루가 다르게 의학이 발달하고 새로운 암 치료법이 발견되었다는 소식에도 불구하고 아직까지도 한국인의 사망 원인 1위는 암이다. 질병의 원인을 뿌리 뽑기 위해서는 생활 습관을 바꿔야 치유의 효과를 기대할 수 있다.

인체의 치유의 힘을 결정하는 것은 바로 내 몸의 면역력이다. 살아 있는 생명체에는 피부를 아물게 하고 뼈를 붙게 만드는 능력, 감기 바이러스를 이기는 능력, 소화시키고 해독하고 근육을 움직이게 만드는 능력, 기침을 일으켜 가래를 배출시키거나 설사를 일으키는 능력 등이 있다. 몸 안으로 들어온 독소를 배출시키는 것도 내 몸 안의 의사가 스스로 처방하고 조절하는 것이다. 심지어 우리 몸은 암세포 발생을 억제하고 제어하는 힘도 가지고 있다. 이러한 힘이 바로 면역력이다. 이것은 우리 몸속에 들어온 병원균이나 암의 세력을 약화시키는 매우 정상적인 활동이다.

질병을 치유할 수 있는 방법은 다양하다. 하지만 무엇보다 치료의 중심은 자신이 되어야 하며 자신이 주도권을 가져야 한다. 그리고 한 가지 방법에만 집중하지 말고 모든 방법을 총동원해 최상의 면역력을 유지한다면 암세포의 성장도 억제할 수 있다.

면역력이 높다는 것은 면역세포가 활발하게 활동을 한다는 의미다. 우리 몸에서는 암세포가 매일 생겨나는데 모든 사람이 암에 걸리지 않는 이유는 면역세포가 계속 감시하며 암세포와 싸우면서 손상된 세포들을 복구하기 때문이다. 특히 암 환자들은 면역 관리를 반드시 병행해야 암 치료의 효과를 높일 수 있다. 건강한 삶을 살아가기 위해서는 전문가의 도움도 물론 필요하지만, 무엇보다 자연의 법칙에 맞게 자신의 몸과 마음을 꾸준히 살피고 돌보는 것이 중요하다. 질병에 걸리고 싶어서 걸리는 사람은 아무도 없다. 우리 몸이 세균이나 바이러스, 곰팡이와 같은 외부 침입으로부터 보호받고, 몸 안의 비정상 세포의 성장을 억제해 건강하게 살아갈 수 있는 것은 면역력이라는 대응체제가 있기 때문이다. 강력한 면역력은 모든 질병으로부터 우리 몸을 보호해 준다.

　면역력이 저하되면 각종 질병에 걸리기 쉽다. 잘못된 생활 습관과 식습관은 면역력에 매우 치명적이다. 면역체계는 주변 환경에 영향을 많이 받는다. 스트레스나 과로, 정서적 불안감이 자율신경을 교란시켜 면역력이 떨어진다. 면역력이 떨어지면 면역세포가 잘 생성되지 않거나 활동이 둔해져 세균이나 바이러스와 싸울 힘을 잃어버린다. 감염성 질환이 잘 발병한다는 것은 면역력이 떨어졌다는 신호다. 몸에 침입하는 항원으로는 병원균이 많은데 이를 물리치지 못했다는 것이다. 편도선염, 비염, 위염, 장염, 기관지염과 같은 거의 모든 염증성 질환이 면역 질환이며 심지어 암과 같은 심각한 질환으로도 발전할 수 있다.

　면역력을 회복하기 위해서는 내 몸속의 자연치유력에게 기운과 활력을 불어넣어야 한다. 우리는 누구나 세포를 재생하고 손상된 조직들을 치유하는 주치의가 있다. 사소한 생활 습관이 무너지면 몸을 재생하고 치유하는 리듬이 깨지게 된다. 내 안에 있는 면역력을 일깨우고 만성 질환에서 벗어나 건강을 회복하기 위해서는 건강에 대한 관점을 바꿔야 한다. 우리의 성격은 쉽게 바뀌지 않지만 우리의 생각과 태도는 얼마든지 바뀔 수 있다. 건강이란 자신의 생각과 태도의 변화로 충분히 얻을 수 있다.

　나는 '스타트업 프로젝트(STARTUP-project)'를 통해 면역력을 높이는 7가지 슈퍼 처방전 제안한다. 스타트업(STARTUP)이란 우리 몸 스스로가 치유하는 힘을 새롭게 가동시킨다는 의미다. 7가지 면역 습관을 통해 몸속에 잠자고 있는 면역세포를 깨우고 건강한 면역 환경을 만들어 외부의 이물질이나 병원균의 침입으로부터 스스로 몸을 방어할 수 있는 능력을 훈련시켜야 한다.

S – Sleep(수면)

T – Trekking(걷기)

A – Alkaline water(알칼리 수)

R – Rainbow diet(무지개 빛깔 식사)

T – Thank(감사)

U – Ultra-clean(해독)

P – Physical temperature(체온)

나는 오랜 기간 동안 환자들의 생활 패턴을 관찰하면서 아주 사소한 생활 습관으로 큰 병을 키우고 결국 후회해도 다시는 되돌아올 수 없는 곳으로 향한 수많은 이들을 만났다. 내가 스타트업 프로젝트를 제안하는 가장 큰 이유는 누구나 쉽게 자신의 건강을 점검해 볼 수 있는 기회가 되었으면 하기 때문이다. 스타트업 프로젝트 체크리스트(부록 참고)를 메일 활용해 자신의 잘못된 생활 습관을 점검하고, 면역력을 높이는 건강한 생활 습관으로 교정해 나가길 바란다. 체크리스트 작성 시 문의사항이 있거나 더 자세히 알고 싶은 부분이 있다면 내 연락처인 010.7133.8366으로 연락을 해도 좋다. 건강한 습관을 갖는 데 도움이 되는 조언을 해 줄 것이다.

우리의 몸은 그 자체로 명의라고 불릴 수 있을 만큼 강력한 면역력을 가지고 있다. 항생제와 소염진통제, 항우울제, 항히스타민제와 같은 각종 약물에 오랫동안 의존하며 살기보다는 스스로 질병을 이겨 내는 건강한 삶을 살아야 한다. 지금부터 마음속에서 들리는 소리에 귀를 기울이면서 스타트업 프로젝트를 통해 내 안에 잠들어 있던 명의를 깨워 보자.

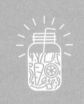

PART 4

면역력을 높이는
7가지 슈퍼 처방전

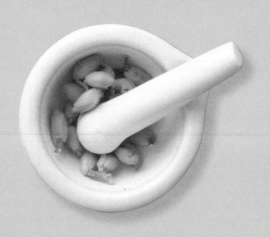

01

Sleep_수면

7시간 수면이
면역의 보약이다

53세의 정인창 씨는 남들이 부러워할 정도로 성공을 이루었고 사업도 안정적인 상태였다. 그러나 그는 사회적인 성공을 위해서라면 밤잠을 줄이며 과로하고 업무 스트레스를 받는 것이 당연한 대가라고 생각했다. 젊은 시절부터 깊은 수면을 취할 수 없었던 그는 지금도 항상 마음이 불안하고 밤잠을 자다가도 자주 잠을 깬다고 했다. 수면제를 복용해야 겨우 잠을 잘 수 있지만 힘들게 잠을 자도 주위 소음에 쉽게 잠을 깬다고 했다.

요즘 사람들은 성공을 위해서라면 어쩔 수 없이 잠을 줄여야 한다고 생각한다. 일의 노예가 되어 체력이 소진되어 가는 현대인들에게 밤잠은 당연히 상납의 대상이다. 컴퓨터와 스마트폰의 확산도 숙면을 방해하는 요소가 되고 있다. 더불어 과잉 정보에 노출되어 있는 우리는 근심과 걱정이 끊이지 않는다. 그러다 보니 불규칙한 수면은 이미 일상생활이 되어 버렸다. 보통 잠을 많이 자면 시간 관리를 못하거나 게으름의 상징으로 여긴다. 그러나 잠을 충분히 자지 못하면 만성 피로를 호소하게 되고 업무의 효율도 떨어질 수밖에 없다. 밤잠은 낮 시간에 더 건강하게 활동하며 집중하기 위한 절대적인 요소다.

깊은 수면이 어려운 32세의 허은영 씨는 새벽 2시에 잠이 들고 낮에는 카페인이 들어간 커피와 에너지 음료를 즐긴다. 이렇게 하지 않으면 도저히 하루를 버틸 수 없기 때문이다. 일에 쫓겨 며칠 동안 수면 부족 상태가 이어지면 주말에 몰아서 실컷 잠을 잔다. 그래도 피로는 쉽게 사라지지 않았고 일에 좀처럼 집중하지 못한다고 했다.

누구나 밤샘 작업을 한 뒤 잠을 푹 자서 보충한다. 그러나 충분히 잔 것 같은데도 눈을 떴을 때 개운하지 않은 경험이 있을 것이다. 수면이 부족하면 하루 종일 머리가 무거워 쾌적한 생활을 누리기가 어렵다. 수면 리듬이 깨지면 업무에 시간을 더 쏟아부어도 오히려 생산성은 떨어진다. 심지어 식욕이나 신진대사에도 악영향을 미치고 만성적인 수면장애로 인해 중요한 의사 결정이 어려워질 수도 있다.

수면은 낮 동안 스트레스를 받아 지친 몸을 회복시켜 주는 시간이다. 나는 젊은 시절 밤을 새워도 거뜬했다. 몸 상태도 좋고 불편함이 없었다. 그러나 마흔을 넘기고 나니 밤샘 업무를 하면 다음 날 몸이 휘청거린다. 과로를 하면 쉽게 몸살이 찾아온다. 그래서 생각을 많이 하거나 업무량이 많았던 날은 일찍 잠자리에 든다. 여러 가지 일로 힘들 때 잠을 자고 나면 머릿속이 개운해지고 생각들이 정리되기 때문이다.

뇌는 하루 동안 수많은 정보를 받아들이는데 이러한 정보들이 제대로 체계화되지 못하는 순간 바로 스트레스에 시달린다. 생각이 정리되지 않은 채로 계속 다른 정보를 받아들이게 되면 집중력과 판단력이 떨어지고 또다시 스트레스를 받는 악순환이 반복된다. 이것은 뇌가 휴식을 필요로 한다는 의미다. 잠은 무의식의 세계로의 초대다. 숙면의 시간은 생생한 에너지를 충전하는 시간이다. 자동차는 연료가 없으면 달릴 수 없듯이 사람도 에너지를 충전하지 않으면 생기 있게 살아가기 힘들다. 숙면은 연료를 충전하는 시간이다.

나는 오후 10시에 잠자리에 들고 새벽 5시에 일어난다. 새벽 1시간의 업무 효율은 오후 3시간의 업무 효율과 맞먹는 시간이다. 새벽 시간은 나에게 창조의 시간이자 문제 해결의 시간이다. 깊은 잠을 자면 피로가 회복되며 놀랄 만큼 두뇌 회전이 빨라진다. 잠을 자는 동안에는 스트레스 호르몬인 코르티솔의 분비량이 떨어지기 때문에 뇌 디톡스의 시간이다. 수면은 단순히 뇌가 받고 있는 스트레스만을 해소하는 것이 아니라 기억과 대뇌 활동이 활발해 집중력과 행복 에너지를 충전한다. 수면 시간에는 뇌신경세포의 활동이 활발하며 뇌 속 유해한 화학 물질과 독소를 청소하는 기능이 활성화된다. 뇌 인지 능력과 기억 활동뿐만 아니라 뇌 독소를 제거하고 뇌신경세포의 회복 활동이 활발하게 이루어지는 시간이다.

잠이 부족하면 뇌신경 전달 물질인 세로토닌의 분비도 감소한다. 세로토닌은 기분을 조절할 뿐만 아니라 식욕, 수면, 사고 등에 관여하는 신경 전달 물질이다. 《세로토닌의 힘》의 저자 이시형 박사는 한국 사회의 정신 질환을 '세로토닌 결핍 증후군'이라고 말한다. 그는 질병을 약물의 도움 없이도 현명하게 예방하고 치유하기 위해서는 자신이 세로토닌 결핍 상태임을 인지해야 하며, 세로토닌의 분비를 촉진하는 것이 질병 치유의 가장 중요한 열쇠가 된다고 말한다. 내가 상담한 환자들 중 감정 조절력과 우울증으로 어려움을 겪는 사람들의 대부분은 수면장애를 가지고 있었다. 잠을 제대로 자지 못하면 집중력 저하와 함께 짜증, 조급증, 분노가 발생하며, 만성적일 경우에는 심리적인 원인으로 두통이나 소화 불량 증세를 동반하고 긴장과 불안감에 휩싸이기도 한다.

우리 몸은 뛰어난 자연치유 능력을 갖고 있다. 수면 부족은 몸과 마음에 영향을 주고 만병의 근원이 되는 매우 해로운 습관이다. 잠을 제대로 못 자면 면역력이 떨어져 감기와 세균에 대한 저항력이 약해지므로 세균에 감염되기 쉽다. 특히 수면 부족은 비만으로 가는 지름길이며 심장 마비, 뇌졸중, 알츠하이머와 같은 만성 질환을 유발한다. 수면이 부족한 학생들은 성장호르몬 분비가 감소되고 인지 기능의 저하되어 학업의 능률이 오르지 않는다.

수면은 정신적 에너지가 유지되고 스트레스에 대처할 힘을 갖게 한다. 하루 종일 기분이 좋아지고 걱정의 실타래를 풀어 주는 해결의 시간이 바로 수면 시간이다. 잠은 피로한 우리의 몸을 가장 빠른 시간 내에 회복시켜 준다. 이 시간을 제대로 활용해 숙면을 취한다면 집중력이 좋아지고 면역력이 강해져 건강 회복은 물론 자연치유력도 증가할 것이다.

잠을 줄이고 몸을 혹사시키며 일하는 것이 성공의 지름길이라는 생각을 버리자. 잠을 시간 낭비나 게으름의 상징으로 여기는 생각도 버려야 한다. 건강한 수면을 위해서는 7시간의 깊은 수면이 필요하다. 《돈키호테》의 저자 세르반테스는 "수면은 피로한 마음의 가장 좋은 약이다."라고 했다. 하루에 4시간 잠을 자면서 7시간 잠을 잤을 때와 같은 뇌의 효율을 기대해서는 안 된다. 수면은 조절의 대상이 아니라 건강한 삶을 살아가기 위한 필수 요소라는 것을 명심하자.

수면은 면역력을 높이는 최고의 보약이며, 전문성과 창조성의 근원이 된다. 잠은 모든 생명 활동의 중심이며, 잠을 잘 자는 것이야말로 학습 능력, 업무 성과, 대인관계 등을 궁극적으로 발전시키는 길이다. 수면을 취할 때 우리는 깨어 있는 동안 갖고 있던 번민과 근심, 스트레스로부터 해방된다. 그 이유는 뇌는 우리가 자는 동안에만 뇌 속 유해한 화학 물질과 독소를 청소하는 기능이 활성화되기 때문이다. 잠을 잘 자면 신경이 안정되어 더욱 지혜로워진다. 건강한 수면을 위해서는 반드시 7시간의 깊은 수면 습관을 가져라. 수면 습관이 건강한 면역력을 좌우한다. 규칙적이며 충분한 수면 리듬으로 상쾌한 아침을 맞이하라.

02

Trekking _걷기

바른 자세로
만 보 이상 걸어라

요즘 사람들은 일상에서 크게 움직일 일이 많지 않기 때문에 시간을 따로 내어 운동하지 않으면 운동 자체가 어렵다. 우리는 나이가 들수록 걷기가 줄고 자동차와 엘리베이터에 대한 의존도가 높아지고 있다. 운전기사가 딸린 전용 차량으로 출퇴근하는 사람은 하루 걸음이 몇백 보에 그치기도 한다. 자동차의 보편화로 우리가 잃어버린 것 중 하나가 바로 걷기다. 나 역시 마트에 갈 때도 걸어서 가기보다는 자동차를 몰고 간다. 자동차를 이용하면 편리한 점이 많지만, 나도 모르는 사이 뱃살이 나오고 무릎관절이 약해져 아프고 쑤신다는 말을 자주 한다. 그만큼 걷지 않는다는 증거다.

　발을 보면 건강이 보인다. 노화는 발에서부터 시작된다. 발은 우리 몸의 제2의 심장이다. 발은 심장에서 가장 멀리 있어 발이 병들면 순환기관에 문제가 생기고 건강이 나빠지기 때문이다. 걷기는 발을 통해 혈액을 순환시켜 주므로 건강에 도움이 된다. 우리는 하루 중 절반 이상을 서 있거나 앉아 있다. 대중교통을 이용하다 보면 오른발이나 왼발의 구두 밑창이 한쪽만 지나치게 닳은 사람들을 본다. 승강장에서 지하철을 기다리며 자기도 모르게 한쪽 다리에만 중심을 싣고 서는 사람의 경우 건강에 문제가 있다는 것을 짐작할 수 있다. 몸의 무게 중심이 한쪽으로 기울어져 있기 때문이다. 골격의 좌우 균형이 맞지 않으면 척추측만과 좌골 신경통의 원인이 된다. 자세에 따라서 건강도 영향을 받는다. 좋지 않은 자세가 습관이 되면 혈액순환과 골격의 형상이 변형되어 신경에 자극을 준다.

　허준의 《동의보감》을 보면 "약보(藥補)보다 식보(食補)가 낫고, 식보보다는 행보(行補)가 낫다."라는 말이 있다. 약으로 몸을 보호하기보다는 음식이 낫고, 음식보다는 걷기가 더 낫다는 뜻이다. 기본적으로 몸을 움직이지 않으면 입맛도 떨어지고 기분도 우울해지며 숙면을 취하기도 어렵다. 걷기가 그만큼 우리 몸에 중요하다는 것을 의미한다. 생활 리듬이 무너지면 자연치유력도 저하된다. 특히 나이가 들수록, 몸이 자주 아플수록 더 자주 걸어야 한다.

걷기는 유산소 운동으로 산소를 이용하는 호기성 대사를 하게 된다. 유산소 운동을 하게 되면 에너지원으로 포도당과 지방을 소비하게 된다. 또한 체온도 올라가며 혈액순환이 잘 되어 다리 근육을 단련하는 데도 매우 큰 역할을 한다. 근육량이 늘어나면 근육 자체가 열을 만들어 혈액순환을 더 촉진한다. 혈액의 흐름이 원활해지면 면역 기능을 가진 백혈구의 활동성이 높아지고 면역력이 좋아진다. 또한 혈액이 몸을 구성하는 각 세포에 영양과 효소를 공급하고 노폐물을 배출하기 때문에 혈액의 건강이 면역력을 좌우하는 셈이다.

백혈구는 외부에서 침입하는 세균과 바이러스를 없애고 건강을 유지시켜 준다. 혈액순환이 어려우면 바이러스와 같은 이물질을 제거하는 데 필요한 백혈구를 동원하기 어려워지며 면역력이 세균과 바이러스 감염을 이겨 낼 수 없다. 다리 근육을 단련하는 최고의 방법은 바로 걷기다. 나이가 들어 허리가 굽는 이유는 자세 유지에 필요한 근육이 점점 줄어들었기 때문이다. 관절과 근육은 쓰지 않으면 점점 기능이 퇴화된다. 걷기는 근육을 강화하고 뼈를 튼튼하게 만들어서 골다공증도 예방하며 면역력도 좋아진다.

베트남의 평화운동가인 틱낫한 스님은 "화를 다스리는 방법 중에 보행만큼 좋은 것은 없다."라고 했다. 나는 장거리 출장을 가는 경우가 아니면 일부러 대중교통을 이용한다. 버스를 타며 세상

구경도 할 수 있고, 무엇보다 따로 시간을 내어 마음껏 걸을 수 있어서 좋다. 걷는 동안은 복잡한 생각들이 정리되고 기분도 좋아진다.

걸으면 혈액순환이 개선되어 뇌의 산소량이 증가하므로 두뇌 회전이 빨라진다. 걷기는 뇌를 자극해 뇌신경세포가 늘어나며 뇌신경 회로가 많아져 머리가 좋아진다. 또한 뇌세포가 활성화되어 뇌를 젊게 유지할 수 있어 치매 예방에도 좋다. 또한 엔도르핀 분비를 촉진해 스트레스와 긴장을 완화시키고 피로를 감소시키며, 자율신경이 활성화되어 위장의 연동운동이 자연스럽게 촉진된다.

가벼운 등산을 하며 트레킹을 즐겨 보자. 햇볕을 쬐며 걸으면 행복 호르몬인 세로토닌의 분비가 활발해져 기분이 좋아지고 무기력한 증상이 해소된다. 걸으면 우울증도 예방할 수 있고, 걸으면 걸을수록 면역세포도 활성화된다. 걷기로 자율신경을 조절해 긴장한 뇌가 진정되면서 통증을 느끼는 역치가 낮아져 통증도 덜 느끼게 된다.

걷기는 기초대사량을 증가시키며 체중 감량을 도와주고 불면증을 해소해 신체적·정신적으로 건강한 생활을 할 수 있다. 나는 하루에 만 보 정도를 가볍게 걷는다. 만 보는 약 한 시간이 소요되며 거리로는 약 4km다. 걸을 때는 상체를 꼿꼿하게 세우고 팔꿈치를 뒤로 당기는 듯한 자세로 걷는다. 이런 자세는 척추에 힘이 들어가서 자세 교정에도 도움이 되고, 허리디스크를 예방하고 치료하는 데 많은 도움이 된다. 나에게 걷기는 그야말로 삶의 윤활유이자 인생을 바꾸는 열쇠와도 같다. 하루에 만 보 이상을 걷고 난 후부터 나는 더 건강해졌다.

걷기는 몸에 무리가 가지 않으며 누구에게나 효과적이다. 걷기는 초반에는 단수화물을 소모하지만 시간이 길이질수록 지방이 더 많이 소모된다. 반면 달리기는 발이 땅에 닿을 때 체중의 세 배에 달하는 무게를 받아 무릎이나 허리가 아픈 사람과 노약자에게는 무리가 될 수 있다. 걷기는 달리기보다 지방을 더 잘 연소시킨다. 오랜 시간 걷기는 운동의 강도가 낮아 비만의 원인이 되는 체지방을 분해하는 데 훨씬 더 효과적인 운동 방법이다.

우리는 수많은 독소들을 몸속으로 받아들이고, 중금속과 각종 오염 물질 속에서 살아간다. 웰빙 시대에 발맞춘 다양한 디톡스 요법들이 있지만 가장 효과적인 디톡스는 걷기다. 걷기는 몸의 혈액순환을 돕고 가장 기본적인 독소를 제거하는 방법이다.

무언가 원하는 것을 얻기 위해서는 많은 시간과 비용을 들여야만 한다. 걷기의 가장 큰 장점은 누구나 할 수 있다는 점이다. 출퇴근 시간도 부족한데 언제 걷느냐고 묻는 이들도 많을 것이고, 걸을 만한 장소가 없어서 걷고 싶어도 걸을 수가 없다는 사람도 많을 것이다. 그렇다면 출퇴근길에 한 정거장을 걷거나 피톤치드가 가득한 산길을 가볍게 트레킹해 보는 것도 좋은 방법이다. 우리는 마음만 먹으면 일상에서 걷기를 충분히 실천할 수 있다.

몸에 무리한 운동은 오히려 스트레스의 원인이 되어 활성산소를 만들어 낸다. 느긋하게 자신을 되돌아보며 혼자서도 할 수 있는 걷기를 추천한다. 걷기는 단순히 건강만 키워 주는 것이 아니라 인생까지 바꿔 준다. 걷기는 생활습관병의 예방과 치료에도 효과적일 뿐 아니라 정신까지 맑아지게 해 준다. 걷기는 단순한 이동 방법이 아니라 우리 몸이 건강해지는 가장 뛰어난 운동이다. 진정한 건강은 몸짱, 식스팩, S라인을 만드는 것보다 꾸준한 걷기 습관에서 얻을 수 있다.

03

Alkaline water _알칼리 수

9잔의 생명수로
물 고픔 신호를 해결하라

42세의 고재훈 씨는 아침에 일어나면 제일 먼저 모닝커피를 한 잔 마신다. 사무실 출근 후 오전 10시 전략회의에 앞서 또 커피를 마신다. 회의 시간이 길어지면 2잔 이상 마시는 것은 기본이다. 점심 식사 후에는 물 대신 탄산음료를 즐겨 마신다. 물을 마시는 것이 귀찮기도 하고 맛도 없기 때문이다.

우리는 물 대신 음료수를 마시는 경우가 많다. 아침에 커피 한 잔을 즐기고 오후에도 커피나 탄산음료 또는 달콤한 주스나 시원한 맥주로 갈증을 해소한다. 그러나 이런 음료는 수분 섭취라고 할 수 없다. 음료에 들어 있는 당분이 혈관으로 흡수되면 당분을 희석하기 위해 세포 내 액이 빠져 나오게 된다. 그래서 더 심한 갈증을 느끼게 된다. 특히 카페인이 들어간 커피는 이뇨 작용이 강하기 때문에 많은 양의 음료를 마신다 해도 오히려 체내에 남아 있는 수분이 더 많이 빠져나가게 된다.

수분이 부족하면 피부는 건조해지고 탄력을 잃어 주름이 생기고 소화불량과 변비가 찾아오기도 한다. 몸이 건조해지면 세포 대사 작용으로 생긴 노폐물들이 제때 배출되지 못하고 쌓여서 독소가 되며 두통, 손발 저림, 부종, 만성 피로의 원인이 된다. 이와 같이 우리 몸은 물이 부족하면 여러 가지 현상을 통해 물 부족에 대한 전조 신호를 보낸다.

43세의 박인재 씨는 원인을 알 수 없는 심한 복통으로 응급차에 실려 병원으로 향했다. 그는 정밀검사를 통해 복통의 원인이 요로결석이라는 사실을 알게 되었다. 얼마나 고생을 했는지 가위로 배를 가르는 고통이라고 했다. 평소 자주 화장실을 가지만 소변의 배출량만큼 물을 충분히 마시지는 않는다고 했다. 주로 식사를 할 경우에만 물을 마시는 편이라 따로 물을 섭취하지 않았다. 그러나 인재 씨는 요로결석으로 심하게 고생한 후 물의 소중함을 깨달았고, 그 후 출근길에 항상 물병을 가지고 나선다.

우리는 누구나 갈증이 나면 물을 마신다. 그러나 갈증이 나서 물을 마시려고 할 때는 이미 인체에 물 부족 사태가 벌어진 이후다. 우리의 몸은 70% 이상이 수분으로 이루어져 있는데 단 2%만 부족해도 본능적으로 갈증을 느낀다. 수분이 5% 부족하면 움직임에 제한이 있고 12%가 부족하면 생명을 잃을 수도 있다.

우리의 몸은 태어나기 전부터 물과 함께한다. 아기는 엄마의 자궁 속 양수에서 지내며 영양분을 공급받고, 세상에 나와서는 모유와 우유를 먹고 자란다. 좀 더 성장한 후에는 다양한 음식들을 접하지만 이 중 수분이 조금이라도 함유되지 않은 음식은 없다. 우리는 한평생 물과 함께 생명력을 유지해 나간다. 일주일간 밥을 굶어도 살 수는 있지만, 물을 마시지 못하면 사망한다. 사람의 일생은 물에서 나와 물과 함께 살아간다. 물을 필요한 만큼 섭취하지 못할 경우 생명 정보를 담고 있는 유전자도 그 역할을 다하지 못한다. 그러면 세포 노화가 촉진되고 면역력이 떨어지며 쉽게 질병이 찾아오게 된다. 물이 없으면 인체의 성장뿐만 아니라 생명도 유지하기 힘들다.

우리는 하루에 소변과 땀, 그리고 침으로 약 2L의 수분을 배출한다. 그래서 몸 안의 수분 균형을 맞추기 위해서는 반드시 하루에 9잔 정도의 물을 마셔야 한다. 수분이 균형을 이루고 있어야 생명을 유지할 수 있기 때문이다. 나는 매일 알칼리 수(Alkaline water)를 섭취하고 있는데, 깨끗한 물을 뛰어넘어 건강한 물인 알칼리 수의 섭취를 권장한다. 실온에서 바나나의 껍질을 벗겨 놓으면 몇 분도 되지 않아 갈색으로 변하는 것을 볼 수 있다. 사과 껍질을 벗겨도 동일한 반응이 나타난다. 못에 물이 묻으면 서서히 녹이 스는 것도 같은 반응이다. 이러한 현상을 산화 반응이라고 한다.

우리의 인체도 산화 물질과 스트레스로부터 지속적으로 공격을 받으면 노화와 염증으로 생명을 위협받게 된다. 산화적인 손상으로 불안정한 상태에 있는 산소를 유해산소 또는 활성산소라고 한다. 활성산소는 사람 몸속에서 산화 작용을 일으키며 세포가 기능을 잃거나 변질되어 유전자의 돌연변이나 암의 원인이 된다. 그뿐만 아니라 각종 질병과 노화의 원인이 되기도 한다. 활성산소의 영향을 받으면 동맥경화, 심근경색, 뇌졸중, 간염, 아토피, 파킨슨병, 당뇨병의 원인이 된다. 따라서 이러한 질병에 걸리지 않으려면 몸속의 활성산소를 제거해야 한다. 알칼리 수는 만병의 근원으로 알려진 활성산소를 제거하는 활성수소가 풍부하게 들어 있다.

우리가 평소에 알칼리 수를 마셔야 하는 이유는 일상생활을 통해서 커피, 음료, 알코올과 같은 산성식품의 소모가 현저하게 늘어났기 때문이다. 심지어 스트레스와 신경의 긴장, 업무의 중압감을 주는 요소들이 인체의 내부 환경을 산성화 상태로 만들고 있다. 우리의 몸이 산성화에 노출되면 산과 알칼리의 평형이 깨지게 된다. 그런데 알칼리 수는 체내에 전자를 보급해 인체가 산성화되는 것을 방지한다.

인도 나다나의 우물, 독일 노르데나우의 물, 프랑스 루르드의 샘물, 멕시코 트라코테의 물은 이미 수많은 사람들에게 알려진 세계 4대 기적의 물이다. 이 물을 마신 사람들은 기적처럼 병이 나았다. 그 이유는 이 물이 일반 물보다 10배 이상의 활성수소가 함유되어 있는 알칼리 수이기 때문이다. 물에 녹아 있는 활성수소가 몸속으로 들어가면 끊임없이 발생하는 활성산소를 제거해 몸의 산화를 막을 수 있다. 수많은 질병의 원인은 활성산소로부터 시작된다. 그래서 질병을 치유하고 건강을 지킬 수 있는 방법은 바로 활성산소를 제거하는 것이다. 오랜 세월을 살아가는 동안 질병으로 고생하지 않고 건강한 삶을 영위하기 위해서는 활성산소의 제거가 반드시 필요하다. 이 방법이 바로 알칼리 수를 섭취하는 것이다.

알칼리 수는 이미 산화된 적혈구를 환원시켜 정체되어 있던 혈액이 잘 순환하게 만든다. 특히 모세혈관이 많은 뇌에도 혈액 공급이 원활해지며 산소와 영양분이 잘 공급되면 세포의 기능도 회복된다. 세포의 기능이 제대로 회복되면 면역력도 향상된다. 알칼리 수는 활성산소를 없앨 수 있는 가장 쉬운 방법이다. 강력한 항산화 능력을 가진 알칼리 수를 매일 마신다면 건강을 유지하는 데 도움이 된다. 건강에 좋은 음식만 골라 먹기란 쉽지 않은 일이다. 그러나 좋은 물을 마시는 습관을 들이는 것은 생각보다 쉽다. 현대인은 맛있는 식음료들을 쉽게 접하기 때문에 물을 마시는 것을 중요하게 여기지 않는다. 물 고픔의 신호를 음료로 해결하는 것은 몸속 탈수증을 더 악화하는 길이다. 수분 부족은 우리 몸에 들어온 나쁜 물질이나 노폐물의 배출이 원활하지 않게 만들어 면역 이상 반응을 불러일으킨다. 건강을 지키는 첫걸음은 맛있는 식음료보다 물을 더 자주 섭취하는 것이다. 몸속의 수분은 세포와 세포 사이를 이동하며 대사 작용을 돕고 노폐물을 배출시킨다. 물을 기호음료로 착각하지 마라. 우리의 가장 기본적인 음료는 물이다. 질병을 예방하고 최적의 건강 상태를 유지하려면 생명수인 알칼리 수를 마셔 보자.

04

Rainbow diet _무지개 빛깔 식사

7가지 이상의 컬러 푸드가
면역력 밥상이다

한국의 음식 중 세계적으로 가장 주목받고 있는 음식을 꼽으라면 단연 비빔밥이다. 비빔밥은 여러 가지 나물과 생채가 어우러진 음식으로 한국을 대표하는 건강식품이다. 자연의 원료는 소박하지만 음식의 깊은 맛과 풍미가 있다. 그런데 우리의 혀끝은 얼마나 간사한지 입안에서 거칠게 도는 통곡식과 채소를 금방 지겨워한다. 원재료는 부실하더라도 강한 양념으로 맛을 내는 자극적인 향신료에 길들어 있다. 항생제와 성장촉진제로 키워진 닭과 오리를 섭취하고 유전자 조작 식품들과 식품첨가물, 살충제, 방부제가 들어 있는 불안전한 식품들, 그리고 불로 익혀서 비타민, 미네랄, 효소와 같은 생명력이 소실된 음식들을 섭취하며 입이 즐거운 식사를 즐기고 있다. 심지어 감정적인 허기로 지나치게 음식을 많이 먹어 건강을 해치기도 한다.

도대체 무엇을 먹어야 할지 고민하는 사람들에게 나는 새로운 기준을 제시한다. 항산화제를 효과적으로 즐길 수 있는 색깔이 있는 음식, 즉 무지개 빛깔처럼 다양하게 식품의 천연색소를 섭취해야 한다. 식물은 색깔마다 유용한 성분이 들어 있으므로 다양한 색깔의 채소와 과일을 섭취하는 것이 좋다. 감염이나 암세포로부터 우리의 몸을 지켜 주고 질병에 걸려도 빨리 회복되도록 싸워 주는 면역세포의 에너지는 바로 우리가 먹는 음식으로부터 나온다.

컬러 푸드는 면역세포에게 특수 영양식이다. 우리 몸에 해로운 활성산소를 막아 주고 세포를 재생시켜 여러 가지 질병이나 노화 방지에 도움을 준다. 식물은 성장하면서 스스로를 지키기 위해 항산화 물질을 다량 함유하고 있다. 식물 속에 들어 있는 항산화 물질을 파이토케미컬이라고 한다. 파이토케미컬은 식물이 가지고 있는 화학 물질로 세포의 손상을 막아 주는 역할을 한다. 식물의 방패막이가 되는 색깔 영양소는 각종 미생물과 해충으로부터 스스로를 지킨다. 또한 자신만 지키는 것이 아니라 우리 건강도 지켜 준다. 파이토케미컬은 활성산소를 무해하게 만드는 기능을 가지고 있어서 늙고 병들고 망가진 세포는 없애고 건강한 세포를 복원하고 재생하는 능력을 가지고 있다.

우리가 즐겨 먹는 과일과 야채에는 이러한 활성산소를 중화하는 항산화제가 풍부하다. 채소와 과일의 β-카로틴과 비타민 C는 피부 점막을 튼튼히 유지해 주며, 비타민 B6는 항체 형성에 도움을 주고, 아연은 림프구 생성에 중요한 역할을 하는 면역 미네랄이다. 생채식은 면역 기능을 강화시켜 주고 해독, 항박테리아, 항바이러스 작용을 수행한다. 색깔 영양소가 부족하면 생리대사가 느려지고 체내 독소 제거 능력이 떨어져 정상적인 면역체계의 활동이 어려워진다.

미국의 'Five a Day' 캠페인은 하루에 5가지 색깔의 곡류, 채소, 과일을 섭취하는 운동이다. 이 캠페인을 통해 각종 성인병과 암과 같은 치명적인 질병의 발병률을 높였던 육류 섭취가 줄어들었고, 패스트푸드와 인스턴트 음식의 섭취도 현저히 줄었다. 채소나 과일의 짙고 화려한 천연 색깔은 스스로를 지키는 가장 강력한 생존 무기다. 무엇보다도 식품 고유의 색에 따라 그 유효성이 각각 다르기 때문에 파이토케미컬도 다양하게 섭취해야 건강에 유익하다.

2003년 암 연구 분야 국제학술지인 〈Nature Reviews Cancer〉에 실린 'Cancer Chemoprevention with Dietary Phytochemicals'에서는 다양한 종류의 파이토케미컬의 섭취가

암 예방에 효과가 있다고 발표했다. 파이토케미컬은 강력한 암 예방 효과는 물론, 항산화 효과, 면역력 증진, 해독 역할을 톡톡히 하고 있다. 파이토케미컬은 하루에 몰아서 먹는 것보다 다양한 색깔의 식품들을 조금씩이라도 매일 먹는 것이 더 효과적이다.

매끼 식사를 무지개 빛깔의 다양한 식품으로 섭취해 보자. 식품의 색깔이 다양해질수록 건강에 이롭다. 특히 딸기, 고추, 수박, 대추 등의 붉은색 음식은 안토시아닌 성분이 함유되어 피를 맑게 해 주며 식욕을 돋우는 작용을 한다. 혈관과 심장을 튼튼하게 만들어 주고 높은 항산화 효과가 있다. 호박, 바나나, 파인애플, 당근과 같은 주황색, 노란색 음식은 인슐린 분비를 원활하게 해 혈당을 조절한다. 그리고 α-카로틴과 β-카로틴이 풍부해 위장을 튼튼하게 해 주고 식욕 증진에 도움을 준다. 시금치, 순무, 아보카도, 올리브, 브로콜리와 같은 녹색 채소의 엽록소는 눈의 피로를 풀어 주고 몸과 마음을 편안하게 해 준다. 또한 간 기능을 활성화시킬 뿐만 아니라 해독 기능을 지니고 있어 간 기능 회복에 도움이 된다.

최근 각광받는 컬러 푸드는 보라색 음식이다. 포도, 가지, 블루베리 등의 보라색 음식에 있는 안토시아닌 성분은 강력한 항산화 효과가 있어 노화 방지에 매우 효과적이다. 포도 껍질에 함유된 플라보노이드는 심장병과 동맥경화를 예방하는 효과가 있다. 이 외에도 검은콩, 흑미, 검은깨와 같은 검은색(본문에는 없지만 파란색,

남색도 검은색으로 분류한다) 음식에도 안토시아닌 성분이 풍부하다. 신장 기능과 생식기 기능 개선에 도움을 주고, 콜레스테롤 수치를 낮추는 효과가 있다. 무지개색에 포함되지는 않지만 흰색 음식은 주로 햇빛을 받지 않고 땅속에서 자라는 뿌리 식물인 경우가 많다. 도라지, 우엉, 마, 양파와 같은 흰색 음식은 신체 저항력을 키워 주며, 폐나 기관지가 약한 사람들에게 좋다.

나는 매일 하루 한 끼 생식을 섭취하고 있다. 생식은 자연식이며 컬러 푸드다. 생식의 항염 효과와 암 예방 효과는 생식 속 다양한 원료의 파이토케미컬의 시너지 효과로 나타난다. 생명력이 살아 있는 음식을 섭취할 때 면역력 회복의 힘이 더욱더 커지게 된다. 생식은 우리 몸의 장기별 해독을 도와주고, 부족한 영양소를 보충하는 해독 영양식이다.

나는 생식 연구를 통해 생식의 영양소가 단순히 기능을 활성화시키는 정도가 아니라 자연치유력을 극대화시켜 질병 예방과 치료까지 할 수 있다는 것을 증명했다. 또한 당뇨, 고지혈증, 지방간, 세포의 돌연변이 억제에 관한 다양한 연구에서 생식의 효능에 대한 메커니즘을 발견하게 되었다. 우리는 누구나 부담 없이 일상에서 생식을 병행할 수 있다. 하루 두 끼는 화식을 즐기고, 한 끼는 생식을 실천하게 되면 체내에 쌓여 있는 독소를 비우고 부족한 영양소를 채울 수 있다.

나는 전작 《하루 한 끼 생식》을 통해 몸이 깨끗해지는 방법과 면역력까지 챙길 수 있는 실천 방법을 자세히 제시했다. 저서가 출간된 후 인도네시아의 저자 강연회에 초청받아 주요 대도시인 자카르타, 수라바야, 반둥, 파당에서 식생활 건강 세미나를 진행했다. 세미나에 참석한 사람들은 주로 인도네시아의 의료진들과 만성 질환자들이었다. 인도네시아는 사면이 바다로 둘러싸여 식자원이 매우 풍부한 나라다. 그런데 그들의 식생활은 대한민국처럼 외식 문화가 정착되어 있었고, 주로 야채보다는 기름에 튀긴 음식과 육식을 선호했다. 세미나를 마친 후 질의 응답시간을 통해 이 나라에서도 당뇨병, 통풍, 신부전증과 같은 만성 질환뿐만 아니라 암과의 무서운 전쟁을 하고 있다는 사실을 알게 되었다. 국가적인 성장과 발전을 위해서라면 무엇보다도 자국민의 건강 수명을 관리하는 것이 중요하다. 나는 이번 식생활 건강 세미나가 인도네시아에 건강한 식생활 문화가 정착되는 전환점이 되기를 소망한다. 식습관으로부터 찾아오는 질병은 반드시 식생활부터 바꾸면 충분히 예방이 가능하다.

요즘은 잘 먹는 것의 중요성이 강조되는 시대다. 그러나 외식을 자주 하거나 제대로 된 식사에 신경을 쓰지 못한다면 다양한 영양소를 섭취하기 어렵다. 또한 충분한 영양을 섭취하기 위해 선택한 음식이 과식으로 이어지기도 한다. 선택의 기준이 어렵다면 천연 영양소가 가득한 7가지 이상의 컬러 푸드를 섭취하라. 채소나 과일의 짙고 화려한 색깔은 스스로를 지키는 가장 강력한 생존 영양소를 담고 있다. 컬러 푸드의 놀라운 힘, 파이토케미컬을 마음껏 즐겨 보자.

05

Thank 감사

매일 감사할 일
3가지를 찾아라

경기 불황으로 인한 낮은 취업률과 고용 불안, 묻지마 범죄 등
으로 인해 사회적인 불안 심리가 확산되면서 걱정과 근심이 끊이
지 않고 있다. 이러한 시대를 반영하듯이 유은정의《혼자 잘해주
고 상처받지 마라》, 기시미 이치로의《나를 사랑할 용기》, 윤홍균
의《자존감 수업》과 같이 상처받은 사람들에게 희망의 메시지를
전해 주는 저서들이 인기를 얻고 있다.

왜 우리는 삶을 살아가면서 쉽게 상처를 받고 상대에게도 쉽
게 상처를 주며 살아가고 있는 것일까? 그 이유는 과거보다 더 심
각한 취업난과 불안한 노후, 그리고 일어나지도 않은 일에 대한

과잉 근심들로 마음속에 풍랑을 일으키고 있기 때문이다. 이러한 사회적인 분위기는 방어적인 라이프 스타일을 유도하고 개인주의를 양산하게 된다. 그러다 보니 이해관계의 갈등이 더 심각한 구조로 흘러가고 사소한 일에도 타인에게 쉽게 상처를 받는 것이다.

《데일 카네기의 인간관계론》의 저자 데일 카네기는 살아가면서 가장 어려운 것 중 하나가 인간관계라고 말했다. 상처는 언제나 가장 가까운 사람으로부터 받는다. 가족과 친구들, 회사 동료에게서 알게 모르게 상처를 주고받으며 살아간다. 자신의 기준에 상대를 맞추려 하고 자신이 노력한 만큼 상대에게도 기대를 한다. 우리는 상대에게 내가 해 준 만큼 돌려받지 못하면 스스로 상처를 받는다. 상대에게 배려와 친절을 베푼 만큼 자신에게 돌아오리라는 기대감을 가지고 있기 때문이다. 그러나 기대했던 상대로부터 외면당하게 되면 배신감과 외로움, 그리고 소외감과 분노라는 상처가 가슴에 남는다.

우리는 관계 속에서 상대에 대한 기대치가 높을수록 결국 자신에게 상처로 돌아온다는 사실을 알아야 한다. 커다란 비난보다는 작고 소소한 자신의 기대와 바람이 외면당하는 순간 상처가 되고 질병은 더 깊어진다. 내가 만난 수많은 암 환자들은 삶에 대한 분노와 우울한 감정이 마음 깊숙이 깔려 있었다. 가족과의 갈등, 회사 조직 내의 갈등은 아무리 미워하고 다툰다고 해도 환경이 바뀌지 않는다. 가장 현명한 방법은 서로 다름을 인정하고 나를 바꾸는 것이다.

2016년 8월, 나는 딸과 함께 아프리카 케냐에 단기 선교를 다녀왔다. 오지 마을에서 마사이족과 함께 거주하며 공동체 생활을 했다. 내가 처한 환경보다 더 큰 고통 속에서 가난과 굶주림으로 살아가고 있는 그들이지만 나는 그곳에서 세상의 가장 큰 기쁨과 행복을 경험했다. 그들은 가진 것이 없어도 있는 것에 만족하고 감사하며 살아가는 사람들이었다. 실제로 우리보다 훨씬 더 행복 지수가 높았고, 가족과 이웃들 간에 사랑과 배려가 넘치는 모습을 보았다.

나는 그곳에서 행복의 크기는 감사하는 마음에 비례한다는 사실을 깨닫게 되었다. 그동안 살면서 많은 것을 소유하고 누리면서도 상대적인 빈곤감으로 인해 불평불만이 가득했던 나의 모습이 너무나 부끄러웠다. 아프리카에서의 추억은 나에게 감사의 의미가 무엇인지를 깨닫게 해 주었던 소중한 시간이었다. 그 이후 감사를 느끼지 못했던 일에 대해 감사함을 느끼게 되고, 주변을 둘러싼 모든 것이 감사의 향기로 물들게 되었다. 사고가 바뀌면 삶을 바라보는 입장과 관점이 달라지고 감사의 문이 열린다.

"세상에서 가장 지혜로운 사람은 배우는 사람이고, 세상에서 가장 행복한 사람은 감사하며 사는 사람이다."

《탈무드》의 명언이다. 아무리 풍족하고 여유가 있어도 감사함을 느끼지 못한다면 결코 행복할 수 없다. 나에게 주어진 시간과 사소한 것에 감사하고 그 가치를 생각하며 살아가니 마음이 부자가 되는 것 같았다. 감사는 행복의 원천이자 상처를 회복하는 밑거름이 된다. 감사의 생활이 습관이 되면 시공간을 초월해 폭넓고 깊이 있는 사고를 하게 된다. 상대에게 기대하기보다 감사하는 마음을 가지고 진심으로 대한다면 감사의 열매가 돌아올 것이다. 감사는 정신적·신체적인 건강의 문을 여는 열쇠다.

교직 생활을 하는 48세의 이용희 씨는 기침 때문에 가까운 병원에서 진료를 받고 약을 복용했지만 기침이 멈추질 않았다. 한 달 후 그녀는 응급실로 실려 갔고 정밀검사 결과 폐암 4기 판정을 받았다. 병원에서는 길면 3개월밖에 살 수 없다고 했다. 그러나 그녀는 3개월밖에 살 수 없어 절망하기보다 3개월이나 더 살 수 있음에 오히려 감사하다고 했다. 그녀는 일반 암 환자와 다르게 나을 수 있다는 확고한 목표와 믿음이 있었다. 그녀는 암세포도 자신의 세포이니 혐오의 대상이 아니라 더 사랑해 줘야 한다고 했다. 주치의는 병원의 암 환자들 중에서도 그녀의 치유 속도가 가장 빠르다며 종양이 급격하게 줄어드는 모습에 놀라워했다. 그녀는 작은 일에도 감사하고 세상에 죽음보다 더 큰일은 없다며 자신은 죽음을 통과한 사람이니 감사하지 못할 일이 없다고 말했다. 감사의 마음은 낙관, 열정, 활력이라는 감정을 함께 몰고 다닌다. 그래서 뇌세포가 활성화되고 스트레스가 완화되어 행복감을 느끼게 된다.

우리는 현재 넘치는 정보의 바다에 살고 있다. TV와 인터넷, 스마트폰을 통해 얻는 건강에 대한 과잉 정보가 불안과 공포심을 불러일으키고, 이러한 불안과 공포가 예민한 사람들이나 건강 염려증 환자들로 하여금 불안감을 조장해 혈액 순환에도 악영향을 미친다. 결국 면역체계까지 약화시키기 때문에 일상생활에서도 쉽게 세균 감염이 일어날 수 있다.

과잉 근심으로 가득 찬 우리의 삶에서 감사의 마음이 점점 사라지고 있다. 우리 마음에 분노와 원망, 불평불만, 증오, 편견이 가득하다면 마음의 상처가 치유되지 못한 채 쓰디쓴 뿌리가 쌓여 있다는 증거다. 그 결과 아무것도 아닌 일에 집착하게 되고, 일어나지 않은 일은 일을 미리 걱정하며 불행한 상황을 만든다. 불행도 자신의 습관에서 시작된다. 세상을 탓하고 남을 탓하고 자신은 운이 없다고 탓하기 시작하면 불행은 어느 날 갑자기 찾아온다. 감사로 마음의 문을 열면 삶을 바라보는 관점이 달라지고 감사를 경험할 수 있는 기회가 넓어진다. 감사의 습관을 실천하다 보면 어느새 자신의 삶에 대해 감사하는 인생을 살아가게 될 것이다. 감사의 습관은 건강의 문을 여는 최고의 황금열쇠다.

《물은 답을 알고 있다》의 저자 에모토 마사루 박사는 물이 보여 주는 놀랍고 아름다운 결정을 볼 때마다 생명 그 자체의 형태를 보는 것 같다고 했다. '감사'의 말을 보여 준 물이 만드는 결정은 장엄한 광채와 함께 눈꽃 모양의 가장 아름다운 결정체를 보여 주었다. 우리의 몸을 구성하는 주성분도 수분이다. 감사의 에너지가 물의 결정을 보석처럼 만들 듯 우리도 긍정 에너지를 주고받으면 체액이 건강하게 정화될 수 있다. 즐겁고 신나면 몸도 건강해지고, 우울하고 슬프면 몸도 아파진다. 감사함으로 물 결정체가 바뀌듯이 우리 몸의 세포도 비정상적인 돌연변이 세포로 진행하는 것을 막아야 한다. 나는 사랑과 감사의 말을 들은 물 결정이 보석처럼 빛나는 모습을 보면서 평소에 어떤 말을 하고 어떤 삶을 살아야 할지 깊이 있게 생각해 보는 계기가 되었다. 어떤 마음으로 인생을 사느냐가 몸의 70%를 차지하는 물을 바꾸고 그 변화는 몸에 그대로 나타난다. 건강한 몸을 가진 사람은 마음도 건강하다.

건강하고 행복해지려면 감사에 눈을 떠야 한다. 나는 매일 하루 3가지의 감사 일기를 쓴다. 감사하는 습관이 생기면 행복지수가 더 높게 나타나고 대인관계와 업무에서도 더 좋은 성과를 가져온다. 감사의 습관이 생기면 생각이 바뀌고 행동이 달라지며 나와 함께하는 사람들의 모습마저 행복한 모습으로 바꿔 놓는다. 감사를 내 것으로 만들려면 감사하는 습관을 가지면 된다. 감사하는 습관은 곧 마음 디톡스다. 사고방식을 바꾸고 삶의 자세를 바꾸는 것만으로도 자연치유력을 높일 수 있다. 자신의 마음을 정확히 아는 것이야말로 자신의 건강을 지킬 수 있는 가장 효율적인 방법이다. 감사는 세상을 바라보는 관점의 차이를 발견하게 하고 시야를 넓혀 주며 스트레스에 대응하는 능력을 키워 주는 건강의 묘약이다. 가장 먼저 감사해야 할 사람은 바로 나 자신이다. 주변의 모든 일에 감사하자. 한 줄이라도 좋으니 매일 감사일기를 써 보자.

06

해독은 면역력을 높이는 지름길이다

우리는 산업과 문명의 발달로 편리함을 누리고 있지만 그 이면도 주목해야 한다. 바로 우리의 생활 주변에 존재하는 수많은 화학 물질의 등장이다. 사람들은 화학 첨가물이 들어간 식품이나 트랜스지방산이 들어간 식품, 잔류 농약, 담배 연기, 전자파, 방사능 오염 물질과 같은 환경호르몬의 노출로 날마다 독소와 접촉하며 살아가고 있다.

운동 부족과 더불어 식습관의 서구화와 스트레스의 증가로 각종 질환에 시달리고, 익힌 음식만 먹거나 야식을 먹고 바로 자는 행동이나 급하게 음식을 먹고 삼키는 습관들로 인해 우리 몸에서 쉬지 않고 독소들이 쌓이고 있다. 우리 몸은 독소를 배출하기 위해 쉬지 않고 일하고 있다. 매일매일 쌓이는 독소를 해결하지 못하면 몸은 독소로 가득 오염된다. 우리 몸은 스스로 정화하는 능력을 가지고 있지만 한계를 뛰어넘을 정도의 과도한 독소에 노출되어 몸이 스스로 해결하지 못하면 면역 기능이 떨어질 수밖에 없다.

38세의 한승희 씨는 영어 교사다. 아이들에게 공부를 가르치다 보면 식사 시간도 일정하지 않고 급하게 먹는 일도 많다. 게다가 신경이 쓰이는 일이 생길 때마다 변비와의 전쟁을 치르고 있다.

뇌 다음으로 신경세포가 많은 곳은 장이다. 장은 감정의 영향을 직접적으로 받는 예민한 장기다. 그래서 불규칙한 배변 작용은 장내 환경의 중요한 척도가 된다. 만성적인 변비는 소화, 흡수, 배설 작용에 장애가 있다는 신호다. 요즘은 과거의 육체노동보다 사무실에서 앉아서 하는 일들이 발달하면서 활동량의 부족과 고열량의 칼로리 섭취 증가, 불규칙한 식생활로 인해 장 질환이 급격히 증가하고 있다. 장 질환의 근본적인 원인은 장내 환경의 부패에서 시작된다. 장의 부패를 해결하지 않고는 혈액 오염을 개선하기도 어려우며 질병도 치료하기 어렵다.

19세기 러시아의 생물학자이자 노벨상 수상자인 메치니코프는 "인체 질병의 90%가 건강하지 않은 장에서 기인한다."라고 발표했다. 몸속에 쌓인 노폐물과 독소들을 몸 밖으로 배출해 혈액을 맑게 하며 해독 대사 기능을 높여 주는 것이야말로 건강의 출발점이다. 음식이 지나는 길인 장은 소화와 흡수 작업을 담당한다. 장 점막은 가장 많은 세균과 만나는 곳이며 장을 이루는 세포들은 세균을 방어하면서도 필요한 수분과 영양분을 흡수해야 한다. 그래서 장을 이루는 세포 안에는 면역 기능이 필수적이다. 면역세포는 위 장관에 배치되어 있으며 장 림프조직이라는 면역계가 있어서 전신면역계의 70~80%를 차지하며 면역을 조절한다. 이를 '장관면역'이라고 부른다. 장관면역을 활성화시키면 몸 전체의 면역력이 강화되며, 암뿐만 아니라 만성 질환의 치유에도 좋은 효과를 기대할 수 있다.

장관면역을 높이기 위해서는 반드시 다음과 같은 식생활 습관이 중요하다.

첫 번째, 독소를 빼고 효소를 채워라. 우리가 음식을 먹을 때마다 타액이나 위액, 췌장액에 섞여서 소화 효소가 분비되는데 소화 효소의 양이 과거보다 소비하는 양이 훨씬 많이 늘어났다. 특히 가공식품, 농약이 들어 있는 식품, 트랜스지방산 같은 유해한 기름을 쓴 식품, 가열 처리된 식품을 섭취하는 것은 효소를 낭비시켜 장을 부패시킨다.

과식은 위에 부담을 주어 소화불량을 일으킨다. 잦은 소화불량은 대장 내에서 음식물의 부패, 이상 발효, 지방의 산패 현상을 일으킨다. 또한 야식은 위장 운동이 휴식을 취하는 시간에 음식물들이 들어오기 때문에 효소의 낭비가 심해지며 그로 인해 대사활동에 쓰여야 할 효소가 부족하게 된다. 우리의 불규칙한 식생활은 효소를 소화 작용에 집중적으로 사용하게 만들어 대사작용을 어렵게 함으로써 장내 환경을 무너뜨린다. 그 결과 혈액이 탁해지고 혈액 속의 독소가 세포까지 전달되어 피부염이나 두통에 시달리게 된다. 효소가 풍부히 들어 있는 생과일과 생채소 또는 식품 효소제를 활용해 장내 노폐물과 독소를 개선함으로써 장관면역을 끌어올릴 수 있다.

두 번째, 유산균 농사를 잘 지어라. 장 건강의 핵심은 장내 유익균이 증식하면서 유해균을 억제해 장내 균형을 유지하는 것이다. 사람의 건강 수명은 장내 균총의 균형에 직결된다. 건강한 장을 위해서 많은 사람들이 유산균 음료를 챙겨 먹고 있지만, 반드시 제대로 된 유산균을 섭취해야 한다.

우리는 장이라고 하면 흔히 대장을 주로 떠올리지만 소장도 매우 중요한 역할을 한다. 위가 음식물을 부드러운 죽으로 바꾸면 소장에서 본격적으로 소화가 이루어진다. 소장은 소화운동을 하면서 영양분을 흡수하는 중요한 장기인데 소장의 기능이 저하되면 음식물 섭취 시 영양소의 흡수력이 떨어진다. 대장은 맹장, 결장, 직장으로 구성되어 있고 소장을 거쳐 온 음식물 찌꺼기를 다시 여과한 다음 항문으로 내보내는 일을 한다.

소장과 대장에는 여러 가지 세균이 살고 있다. 이 세균을 장내 세균총이라고 하는데 무려 100조 개나 된다. 이 세균들은 장내 미생물의 균형을 개선함으로써 인간에게 유익한 활동을 하는데 이를 유산균이라고 한다. 유산균은 장내에서 음식물의 소화 흡수를 돕고, 음식물에 섞여 들어온 유해균으로부터 장을 보호하는 역할을 할 뿐만 아니라 장 면역 작용까지 한다. 장내에 정착한 유산균은 유해균을 죽이거나 증식을 억제해 장 건강을 촉진시킨다.

세 번째, 식이섬유로 해독하라. 식이섬유는 장 해독의 일인자다. 장 건강과 관련해 효소와 유산균만큼 중요한 것이 바로 식이섬유다. 장내 독소와 음식 찌꺼기를 몸 밖으로 배출함으로써 장내 환경을 깨끗하게 만드는 핵심 물질이다. 장내 세균의 환경을 개선해 유익균인 유산균들이 잘 정착하고 작동할 수 있도록 해 줘야 한다. 여기서 유산균을 프로바이오틱스라고 하고, 유산균의 먹이가 되는 올리고당, 식이섬유, 저항성전분과 같은 성분을 프리바이오틱스라고 한다. 프로바이오틱스와 프리바이오틱스가 적절하게 조화를 이룰 때 장관면역을 높일 수 있다.

암이나 당뇨병 같은 만성 질환이 급격히 늘어난 것은 식이섬유 섭취량이 크게 줄어든 것과 연관성이 있다. 식이섬유는 장벽을 자극함으로써 위장 운동과 소화액의 분비가 활발하게 만든다. 유익균은 식이섬유를 영양분 삼아 증식하며 비타민 B군을 합성하고 소장에서의 소화 시간을 늘림으로써 당분이 장에 흡수되어 혈당 수치가 상승하는 정도를 조절한다. 그리고 음식물이 대장을 통과하는 시간을 줄이고 배변을 원활하게 만든다. 또한 담즙산의 재흡수를 억제해서 혈중 콜레스테롤의 양을 떨어뜨리며 유해물질, 중금속을 함께 흡착해 배출함으로써 발암 위험성을 줄여 준다. 채소와 과일, 해조류에 다량 함유된 식이섬유는 배변을 원활하게 하기 위해서라면 빼놓을 수 없는 필수 영양소다. 장 건강을 위해서라면 식이섬유가 풍부한 현미나 잡곡, 채소, 과일, 콩류, 감자류, 해조류, 버섯류와 같은 거친 음식을 즐겨야 한다.

면역력을 높이려면 장독소부터 강력하게 청소해야 한다. 배 속의 장 건강부터 챙기는 것이 진정한 건강의 시작이다. 약을 장기간 지속적으로 복용하면 질병으로 늘어난 장내 유해균이나 바이러스가 더욱 번식해서 다른 질병까지 유발한다. 불규칙한 식생활은 장내 유해균을 증가시켜 변비에서 각종 암까지 치명적인 결과를 일으킨다. 우리 몸의 장독소를 해독하기 위해서 효소, 유산균, 식이섬유 3가지 요소를 잊지 말아야 한다.

의학 수준의 발달로 무병장수의 시대를 맞이했지만 더 이상 약물로 수명 연장을 해서는 안 된다. 효소와 식이섬유, 유산균이 많이 들어 있는 식품 섭취, 꾸준한 신체 단련, 건강한 생활 습관을 지속해 나가야 장 면역력도 살아난다. 장의 상태가 질병을 예방하고 수명을 연장하는 데 결정적인 역할을 한다. 장이 건강해야 면역력도 살아난다. 면역력을 높이려면 반드시 장독소부터 제거하자.

07

체온 1℃가
면역력을 좌우한다

"약으로 고칠 수 없는 환자는 수술로 고치고, 수술로 고칠 수 없는 환자는 열로 고치며, 열로 고칠 수 없는 환자는 불치의 병자다."

의학의 아버지 히포크라테스는 자신에게 열을 만들 수 있는 힘을 주면 세상의 모든 병을 고쳐 보이겠다며 발열이야말로 어떤 명의보다 훌륭한 명의라고 말했다.

고대 이집트의 의학 정보를 담고 있는 문서인 파피루스에는 유방의 종양을 고온의 열로 치료했다는 기록이 남아 있다. 조선의 4대 왕인 세종대왕은 궁 안에 구들방 초가를 만들어 놓고 자주 이용했으며, 15대 왕, 광해군은 황토방에서 종기를 치료했다. 이처럼 아주 오래전부터 몸을 따뜻하게 하는 것으로 아픈 부위를 치유했다는 사실을 알 수 있다. 그러나 지금 우리의 모습은 한여름이 되어도 땀 한 방울 흘리지 않으며 추운 실내에서 지내는 것도 더 이상 낯선 풍경이 아니다. 한여름에 에어컨 바람 때문에 감기에 걸리는 사람들도 적지 않고, 여름에도 긴팔 옷을 갖고 다닐 정도로 실내에는 시원하다 못해 찬 바람이 분다.

사람의 체온은 36.5℃~37℃의 정상 범위에서 낮아지면 몸에 이상 징후가 나타나기 시작하고 감기와 장염에 잘 걸리게 된다. 체온이 낮아지면 가벼운 경우에는 피부 트러블이나 변비, 알레르기 증상이 나타난다. 심해질 경우 혈액순환 장애로 암세포의 성장을 활성화시킨다. 우리 몸에는 하루에 수천 개의 암세포가 생기지만 면역력에 문제가 없는 건강한 사람이라면 이러한 암세포의 성장을 막을 수 있다. 그러나 체온이 낮으면 암 발생 확률이 크게 높아진다. 실제로 감기로 3일간 고열을 앓고 난 후 감기가 완치되는 경우가 있을 정도로 체온은 우리 몸에 굉장히 큰 영향력을 발휘한다.

41세의 박정주 씨는 워낙 몸이 차서 잠을 잘 때 솜이불을 덮고 자야 한다. 난방이 되는 곳에서도 겨울에는 손발이 차가워서 장갑을 벗을 수가 없다. 하지만 여름엔 오히려 정반대. 더운 날씨에 비해 몸은 차갑기 때문에 친구들이 모두 그녀에게 모여든다.

친구들은 정주 씨의 시원한 팔에 팔짱을 끼고 다니는 것을 좋아한다. 그녀는 결혼 후 아기를 낳고 나서 추위를 덜 느끼지만 여전히 다른 사람에 비해서는 몸이 차가운 편이다.

비만, 불임, 노화, 치매, 암과 같이 우리 주위에서 흔히 볼 수 있는 크고 작은 질병들을 가지고 있는 사람들의 대부분은 저체온증이다. 몸이 차가워지면 체온을 더 이상 빼앗기지 않기 위해 근육이 긴장한다. 이때 혈관도 같이 힘껏 수축하게 되어 차가워진 몸의 혈액 흐름이 더뎌진다. 혈액의 흐름이 더뎌지면 혈관 속에 점차 노폐물들이 쌓이기 시작해 어혈 상태가 된다. 어혈이 생기면 내장 활동이 어려워져 어깨 결림, 두통 등이 발생한다. 혈액은 근육이 만든 열을 온몸으로 이동시키는데, 어혈로 인해 전신에 열이 제대로 전달되지 못해 몸이 한층 더 차가워진다. 체온이 떨어지면 당분이나 지방과 같은 혈중 에너지원과 노폐물이 원활하게 연소되고 배설되지 못해 당뇨병, 고지혈증에 걸릴 확률도 매우 높아진다.

현대의학의 눈부신 발전에도 불구하고 질병이 줄어들지 않고 오히려 만성 질환은 늘어나고 있다. 무엇보다도 다음과 같이 면역 체계를 방해하는 요소가 많기 때문이다.

첫 번째, 가장 대표적인 것이 스트레스다. 스트레스가 지속되면 자율신경의 균형이 깨지게 된다. 스트레스는 교감신경을 긴장하게 하고 아드레날린을 분비하며 혈관을 수축시켜 혈액순환 장애를 일으킨다. 혈류가 좋지 않아 저체온이 되어 몸의 대사기능이 떨어지고 장기의 활동이 저하되기 때문에 질병에 노출되기 쉽다. 또한 백혈구 중 아드레날린 수용체를 가진 과립구가 증가하면서 활성산소를 생산하게 되고 이로 인해 염증을 유발하게 된다. 이와 같이 스트레스로 인해 자율신경의 균형이 깨지면 혈액 흐름이 나빠져 체온이 떨어지고 면역력도 저하된다.

두 번째, 수술, 항암제, 방사선 치료와 각종 항생제, 소염진통제, 해열제와 같은 약물 치료다. 이러한 것들은 체온을 떨어뜨려 몸을 더욱 차갑게 만드므로 가급적 단기간만 사용하고 장기적인 복용은 삼가는 것이 좋다. 정기적으로 약물을 복용하고 있다면 만성적인 저체온으로 진행되기 쉽다. 몸에서 열이 난다는 것은 균형을 잃은 체내의 기능을 다시 보수하고 유지하는 작용이다. 감기를 앓을 경우 40℃에 가까운 고열이 찾아오기도 하는데 이것은 우리 몸이 체온을 높여서 면역세포를 증가시켜 병원균과 싸우려는 반응이다. 열이 나는 것은 치유의 자연스러운 현상이다.

세 번째, 기초대사량의 저하다. 기초대사량이 저하되면 체온도 떨어져서 살이 쉽게 찌게 된다. 체온이 올라간다는 것은 기초대사의 에너지 소모량이 늘어난다는 의미다. 우리 몸에서 열을 제일 많이 생산하는 곳은 근육이다. 근육이 증가하면 기초대사량이 증가하고, 기초대사량이 증가하면 체온도 자연스럽게 증가한다. 그러므로 근육량이 늘어나면 저체온을 막아서 질병에 걸리는 것을 예방할 수 있는 면역력이 높아진다.

질병을 달고 사는 사람들은 평소에 정상 체온보다 낮은 경우가 많다. 그러다가 질병이 나아짐에 따라 체온이 상승하고 약 37℃를 넘었을 때는 질병도 회복이 빠르다. "이열치열(以熱治熱)", 열은 열로써 다스린다는 말이다. 최근에는 암 치료와 예방에도 온열요법을 적용하고 있다. 국내 병원에서 시행되고 있는 고주온열치료는 암세포가 열에 약하다는 원리를 이용해 암세포를 직접적으로 사멸시키는 데 목적을 두고 있다. 암세포뿐 아니라 정상 세포도 사실 열에 약해서 42℃ 정도면 괴사가 일어난다. 그러나 정상 세포는 열 손상의 회복 능력이 있고 암세포는 없기 때문에 암세포만 선택적으로 괴사하게 된다. 항암 치료나 방사선 치료와 병행할 때 더 좋은 효과를 기대할 수 있다.

체온을 올리면 우선 혈액순환이 잘되고 백혈구가 활성화되어서 몸 구석구석에 좋은 영양분을 전달해 주며 면역력을 올려 준다. 감기에 자주 걸리거나 면역력 저하가 걱정된다면 체온부터 올려야 한다. 이를 위한 가장 손쉽고 빠른 방법이 바로 걷기다. 걷기는 체온을 올리는 좋은 습관이다. 걷기와 같은 가벼운 운동은 산소를 이용하는 호기성대사가 이루어진다. 그러나 암세포는 혐기성

대사에 의해 증식하는 세포로, 저체온일 때 성장하기에 매우 유리하다. 우리 몸의 면역체계에 문제가 생기면 제일 먼저 체온에 이상 신호가 나타난다. 감기나 폐렴에 걸렸을 때 몸에서 열이 나는 이유도 바로 몸의 면역반응 때문이다. 열은 컨디션이 좋지 않다는 몸의 경고이자 질병을 고치는 치료 반응이다. 몸이 따뜻해지면 세포의 신진대사가 활발해져 면역력이 높아진다.

체온은 내 몸의 면역력을 가늠하는 매우 중요한 지표다. 지속적인 스트레스에 노출되어 있거나 잦은 약물의 복용은 체온을 떨어뜨린다. 심지어 나이가 들면 근육량이 떨어지게 되는데 근육량이 감소할수록 기초대사량도 떨어지게 되며 면역력도 함께 저하된다. 면역력이란 우리 몸속 천연 소염진통제다. 현재 나의 체온을 1℃ 올려 보자. 그 어떤 바이러스의 침입이라도 탄탄하게 대처할 수 있는 면역력이 깨어날 것이다.

PART 5

100세 건강,
면역력이 답이다

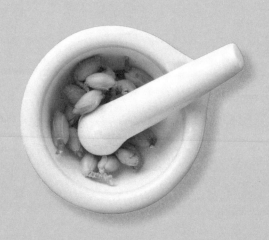

01
생활 습관을 바꾸면
질병은 바로 낫는다

나는 20대 후반까지만 해도 잔병치레가 없었다. 감기 몸살에 걸려도 하룻밤이 지나고 나면 거뜬하게 일어날 정도로 건강하게 지내왔다고 자부했다. 그런데 업무상 컴퓨터 앞에서 장시간 일을 하다 보니 시력이 저하되고 살이 찌기 시작했으며 관절염까지 찾아왔다. 직장에서뿐만 아니라 나의 평소 생활 습관에도 문제가 있었다. 주말이면 컴퓨터 게임을 하거나 드라마, 예능 프로그램을 보는 재미에 푹 빠져 새벽에 잠이 들곤 했다. 피곤하고 귀찮다는 이유로 운동을 안 하는 날이 더 많았고, 패스트푸드로 식사를 해결하거나 가까운 곳으로 나가서 외식을 하며 식탐을 조절하지 못하고 과식을 하기도 했다. 그러다 보니 고열량의 음식을 섭취하면서도 운동으로 이를 소비하지 않으니 뱃살이 점점 늘어났다. 결국 다이어트를 결심했지만 생각처럼 몸이 따라오지 못해 스트레스를 받았다. 이러한 스트레스가 지속적으로 누적되면서 몸은 긴장되고 피로감이 몰려왔다. 피로감을 제대로 해소하지 못하면서 만성 피로로 체력이 급격히 떨어지기 시작했다. 제대로 에너지를 확보하지 못하고 스트레스와 피로감에 시달리니 기분도 우울해지고 면역력도 쉽게 무너졌다. 나는 바쁘게 살아간다는 이유로 평소에 가장 기본이 되어야 할 생활 습관을 돌보지 못하고 있었던 것이다.

우리 몸은 긴장과 이완을 반복하면서 스스로 회복할 수 있는 능력을 가지고 있다. 그런데 그 시간조차 몸에 허락하지 않고 쉬어야 할 때를 놓쳐 나중에 몰아서 쉬는 경향이 있다. 막상 쉴 시간을 확보해도 게임이나 드라마에 몰입하고, 컴퓨터나 스마트폰으로 웹 서핑을 하며 의식을 뺏긴 채 쉬었다고 생각한다. 몸속에 쌓인 피로와 긴장은 그날그날 해소해야 한다. 자신의 컨디션을 매 순간 확인하며 충분히 에너지를 확보할 때 몸은 회복된다. 그러나 잘못된 생활 습관은 건강한 몸의 리듬을 망가뜨려 다양한 질병을 불러온다.

요즘 나는 사소한 생활 습관들을 하나씩 바꿔 나가고 있다. 컴퓨터는 정해진 시간에만 사용하고, 업무 이외의 시간에는 충분히 걸으면서 복잡한 생각을 비우기 위해 노력한다. 어디를 가든 항상 운동화를 가지고 다니며 운전으로 무기력해진 두 다리를 단련시키기 위해 매일 걷는다. 가벼운 산책을 하면 머리가 저절로 맑아진다. 이동 중에는 한 손에 물병을 들고 다니며 수시로 물을 마신다. 피곤함이 밀려올 때는 아무 생각 없이 잠시 수면을 취한다. 수면은 두뇌를 청소하는 휴식 시간이다. 수면 후 업무를 보거나 책을 읽게 되면 새로운 정보나 지식에 대한 흡입력과 집중력이 더 높아진다. 나는 사소한 습관이지만 몸이 요구하는 것에 맞춰 자연의 순리대로 따르면 큰 병이 찾아오는 것을 막을 수 있다는 사실을 깨닫게 되었다.

47세의 고정기 씨는 눈에 가시에 박힌 것처럼 따갑고 모래알이 날아들어 온 것과 같은 통증을 느껴 안과를 찾게 되었다. 안과에서는 40대에 이르면 누구나 안구건조증이 찾아올 수 있으니 너무 걱정하지 말라며 인공 눈물과 항생제를 처방해 주었다. 정기 씨는 그 후로 인공 눈물이 떨어지면 안과를 찾는다. 지금은 눈에 특별한 이상 현상은 없다. 하지만 그는 습관적으로 인공 눈물을 자주 사용한다. 불편한 증상이 없는데도 언제까지나 인공 눈물에만 의존해서는 안 된다. 안구건조증이 찾아오는 원인부터 파악하고 관리해야 한다.

안구건조증을 단지 나이 탓으로만 돌릴 것이 아니라 눈을 피곤하게 혹사시키는 잘못된 습관부터 바꿔야 한다. 예를 들어

40~50분 정도 컴퓨터로 업무를 보거나 독서에 집중한다면 최소한 10~15분 정도는 몸을 움직이며 유산소 운동을 해 눈의 피로를 풀어 줘야 한다. "나는 원래 체력이 약해.", "나는 질병에 대해 가족력이 있어."라며 노력하지 않고 자신의 질병을 인정하는 사람들이 있다. 그러나 질병이란 타고난 유전보다 잘못된 생활 습관에서 비롯된다. 생활습관병은 반복적인 행동으로 스스로 만들어 낸 질병이다. 자주 사용하면서 그 행동이 편해지기 때문에 자연스럽게 습관으로 이어진 것이다.

질병을 통해 자신의 잘못된 생활 습관을 되돌아보고 개선할 부분을 찾아 바로잡아야 한다. 노자는 "늘그막의 질병은 모두가 젊었을 때 불러들인 것이요. 쇠퇴한 후의 재앙은 모두가 번성했을 때 지은 것이다. 그러므로 성하고 가득 찬 것을 지니고 누릴 때 더욱 조심해야 한다."라고 했다. 우리는 건강할 때는 모르지만 건강을 잃어버린 후에야 비로소 건강의 소중함을 깨닫는다.

자주 피곤하고 무기력하다면 특별히 다른 무엇을 시도하기보다 자신의 생각과 태도를 바꿔야 한다. 삶의 자세를 바꾸지 않으면 생활 습관도 쉽게 바뀌지 않는다. 수면, 식생활, 스트레스 관리, 운동, 체온 관리와 같이 일상생활에서의 반복적이고 사소한 생활 습관을 통해 건강이 결정된다. 물의 임계점은 99℃에서 100℃로 넘어가는 순간이다. 물이라는 액체가 수증기라는 기체로 변하는 순간이 100℃다. 마지막 1℃를 참지 못하고 99℃에 멈춘다면 물은 결코 수증기가 될 수 없다. 1℃의 차이는 엄청난 차이를 만든다. 1℃는 건강에도 그대로 적용된다. 우리는 건강을 위해 노력하다가도 수없이 포기한다. 견디지 못하고 포기하는 탓에 늘 그 울타리 안에서만 머무는 인생이 될 수도 있다. 우리의 몸은 결코 배신하지 않는다. 1℃란 건강에 대한 관심이자 습관이다. 건강한 삶을 위해서 생활 습관을 바로 잡아야 우리의 임계점을 뛰어넘을 수 있다.

이제부터는 하나씩 생활 습관을 바꿔 보자. "육식보다는 무지개 빛깔 음식을 먹어야지.", "하루에 한 시간씩 꾸준히 걷기를 해야겠어.", "날마다 감사한 마음으로 살아야지."라고 결단하고 사람들 앞에서 선포하라. 주변 사람들로부터 격려와 지지를 받으면 책임감이 생기고 의지도 더 강해진다. 잘못된 생활 습관을 바꾸면 질병으로 향하는 우리의 몸을 바르게 교정할 수 있다. 생활 습관을 바꾸는 것은 면역력을 높이는 첫걸음이다. 100세 장수시대에 건강 수명은 삶의 질을 위해 그 무엇보다 중요하다. 젊고 건강할 때는 자신이 노후에 수입의 절반 이상을 의료비로 지출하게 될 것을 짐작조차 하지 못한다. 우리는 질병을 완벽하게 피해 갈 수는 없지만 좀 더 건강할 때부터 관심을 기울여야 질병에 대비할 수 있다. "학식도 미덕도 건강이 없으면 퇴색한다."라고 했던 프랑스의 철학자 몽테뉴의 말처럼 건강을 잃은 후에는 부귀영화도 명예도 권력도 아무런 소용이 없다.

　가족도 자신의 건강을 대신해 줄 수 없다. 건강은 오롯이 자신에게 책임이 있다. 생활 습관이 건강해야 몸도 건강하다. 건강을 잃으면 모든 것을 잃는다. 잘못된 생활 습관으로 인한 질병은 교정만으로도 충분히 예방할 수 있다. 생활 습관을 바꾸는 것이 최고의 의사를 만나는 것보다 더 중요하다. 면역력을 높일 수 있는 생활 습관으로 바꾸고, 스트레스를 줄이기 위해 적극적으로 노력해야 한다. 우리 몸의 면역 시스템은 생활 습관으로부터 만들어지기 때문이다.

02
몸은 이미
답을 알고 있다

38세의 차지연 씨는 만성 편두통에 시달리고 있다. 머리가 묵직해지는 신호가 찾아오면 미리 두통약을 복용한다. 편두통이 찾아오면 더 이상 일이 손에 잡히지 않아 잠시 누워 있어야 한다. 7년 넘게 두통약을 복용하고 있는 그녀는 두통약 한 알로는 더 이상 두통이 해결되지 않아 두 알 이상을 복용해야만 한다.

두통이란 몸에 이상이 있어서 나타나는 현상이다. 두통이 발생하는 것은 여러 가지 복합적인 원인이 있다. 그러나 제대로 원인을 제거하지 못했기 때문에 만성 두통으로 진행된다. 질병에 대한 원인을 찾으면 통제할 수 있는 방법도 찾을 수 있다. 잠을 제대로 못 자고 머리를 과도하게 사용하는 습관이 장기간에 걸쳐 쌓여도 두통이 올 수 있다. 건강을 회복하기 위해서는 잘못된 습관을 바로잡고 신체 활동을 늘려야 한다.

과거와 다르게 시대의 편리함이 가져다준 문제점으로 다양한 신종 질환들이 등장했다. 환경오염과 식품첨가물이 가득한 식품들로 인해 우리 몸은 의도하지 않게 신종 바이러스의 감염이나 희귀병에 노출되었다. 특히 슈퍼박테리아는 강력한 항생제에도 살아남는 신종 박테리아다. 이러한 슈퍼박테리아는 주로 질병을 치료하기 위해 방문하는 병원에서 쉽게 감염되기도 한다. 슈퍼박테리아에 감염되면 피부의 손상은 물론이며 맥박이 약해지고 심한 경우는 의식이 혼미해져 사망에 이르기까지 한다. 그러므로 면역력이 약한 사람은 손발을 자주 씻고 공기가 안 좋은 날은 반드시 마스크를 착용해야 한다.

요즘은 소음에 크게 노출되지 않았는데도 불구하고 어느 날 갑자기 청력을 잃어버리는 돌발성 난청으로 고생하는 사람들이 많다. 돌발성 난청이란 특별한 원인 없이 갑자기 귀에서 이명이 들리거나 소리가 잘 안 들리는 질병이다. 돌발성 난청의 정확한 원인은 아직 밝혀지지 않았지만, 사회 활동이 많은 중년층과 스트레스를 많이 받는 직장인들에게서 빈발하는 것으로 볼 때 시대적 현상에 따른 문명의 병이라고 할 수 있다.

물질과 기술이 주는 편리함에만 의지하는 대신 활동량을 늘리고 신체의 면역 상태를 최적화시켜야 자연스럽게 질병이 회복될 수 있다. 아무리 첨단 의학 기술로 치료한다고 해도 자신의 자연치유력을 제대로 활용하지 않으면 질병은 완치되기 어렵다. 나는 두통과 고혈압, 뇌졸중, 치매, 파킨슨병, 척추디스크 환자들에게 다양한 식이요법과 생활 습관을 코칭해 주고 있다. 장기적인 약물 치료로도 해결이 안 되는 만성 질환자들을 상담하면서 면역력의 소중함을 절실하게 깨닫게 되었다. 우리는 반드시 사소한 생활 습관의 변화를 통해 건강의 불균형 상태를 해결해야 한다. 이 글을 읽고 면역력을 키우기 위한 생활 습관에 대해 조언이 필요할 경우 010.7133.8366으로 연락한다면 도움을 줄 것이다. 내 코칭 경험을 바탕으로 당신이 어떤 방향으로 나아가야 할지 안내해 줄 수 있다.

우선 질병에 접근하는 관점을 바꿔야 한다. 질병의 원인에 대한 해답은 자신들이 더 잘 알고 있을 것이다. 체내에 쌓여 있는 노폐물과 독소를 제거하고, 부족한 영양소를 보충하며, 생화학적 균형을 이룬 생활 습관을 세워야 한다. 질병 치유는 신진대사의 불균형 패턴을 찾아내는 것으로부터 시작된다.

의사의 입장에서는 반드시 환자를 중심에 놓고 질병을 바라봐야 한다. 같은 질병이라도 개인에 따라 원인이 다양하게 달라질 수 있기 때문이다. 의사의 역할은 질병의 한 증세에 집중하기보다 몸 전체의 균형을 살펴봐야 하며, 단순히 눈에 보이는 증상만을 치료하는 것이 아니라 몸 전체를 과학적으로 들여다보고 질병의 뿌리를 찾아 치유를 도와야 한다.

19살의 장희선 양은 2년 전 강아지 때문에 알레르기 비염이 생겨서 강아지를 못 키우고 있다. 분무형 스프레이로 겨우 증상이 개선되었지만, 병원에서는 한 번만 더 알레르기가 재발하면 수술해야 한다고 했다. 비염은 꾸준한 약물 치료가 필요하며 관리가 제대로 안 되면 언제든지 급격히 악화될 수 있다.

꾸준한 치료가 요구된다는 것은 완치가 어려운 질병이라는 의미다. 분무형 스프레이는 비염 환자들이 주로 사용하는 것이지만, 많이 사용할수록 내성이 생겨 약물의 효과를 제대로 발휘하기 어렵다. 건강을 생각한다면 알레르기의 원인을 제거하고 건강한 면역 습관을 가져야 한다. 한창 학업에 집중해야 할 나이에 비염이 있으면 집중력이 흐트러져 학습의 능률을 올리기도 어렵다.

한국인 10명 중 2명이 앓을 만큼 흔한 질환이 알레르기 질환이다. 건강한 사람들에게는 아무런 면역 반응을 초래하지 않는 물질이 인체 면역 시스템이 과도하게 작동할 경우 발생하는 질병이다. 알레르기 질환은 면역 과민 반응으로, 이물질이나 미생물을 제대로 사멸하지 못하는 면역력 저하 상태와는 다르다. 아군과 적군을 구별하는 T세포 균형이 깨져 꽃가루, 음식물, 화학 물질, 미생물과 같은 인체에 해가 되지 않는 물질들이 인체에 해가 되는 알레르겐으로 작용해 과도한 면역 반응을 일으키는 것이다. 이러한 면역 과민 질환은 아토피 피부염, 알레르기 비염, 천식도 함께 동반될 수 있다. 정상 체중을 유지하고 규칙적으로 운동하며 호흡기 점액이 마르지 않도록 물을 자주 섭취해 면역력을 강화하는 생활 습관이 알레르기 질환 개선에 도움이 된다. 또한 질병을 고치고자 하는 환자의 의지도 면역체계에 영향을 준다.

6세의 세찬이는 일요일 낮부터 슬슬 체온이 올라가다가 밤에는 39.8℃까지 오르며 고열에 시달렸다. 해열제를 복용했지만 식욕도 사라지고 헛구역질을 했다. 3일 정도가 지난 후에야 열이 내리기 시작하더니 그다음 날부터는 열꽃이 피기 시작했다. 처음에는 두드러기가 난 줄 알았는데 온몸에 열꽃이 점점 더 넓게 퍼지기 시작했다. 열꽃과 함께 설사가 시작되었고 2~3일 지나면서 다행히 이러한 증상은 서서히 줄어들었다.

열감기로 고생한 세찬이는 몸속에서 스스로 감기가 낫기 위한 면역 작용이 충분히 일어나고 있었다. 열이 내리면서 설사를 하는 경우가 있다. 설사는 열을 내리려는 몸의 적극적인 치유 반응이다. 마음을 편안하게 해 주고 따뜻한 물을 자주 먹이며 여유 있는 마음으로 지켜봐 주면 자연스럽게 사라진다.

인간의 몸은 복잡하다. 시간이 좀 걸리긴 해도 약물에만 의존하기보다는 생활 습관을 바로잡아 질병을 치유해야 한다. 제대로 습관이 자리 잡히면 평생 건강을 우리 힘으로 지킬 수 있다. 뇌졸중이나 치매, 대사증후군과 같은 만성 질환은 한번 질병이 생기면 치료도 어려울 뿐만 아니라 후유증도 심각하다. 그래서 무엇보다도 예방이 중요하다. 질병의 발생 가능성을 미리 찾아내기 위해서는 증상만 들여다봐서는 안 된다. 우리 몸 전체의 조화와 균형을 고려해 세밀한 점검을 해야 한다. 그 출발점이 바로 생활 습관과 식습관을 고치려는 의지와 실천이다. 이런 노력이 있어야만 만성 질환을 예방해 건강한 삶이라는 아름다운 열매를 맺을 수 있다.

질병을 치유하기 위해서는 의사보다 우리 자신의 노력이 더 중요하다. 아름다움을 유지하기 위해서 꾸준한 노력이 필요하듯이 건강도 스스로의 노력에 의해 결정된다. 비싼 건강 검진이 모든 질병을 발견하는 것은 아니다. 대중매체에서 화려하게 광고하는 의료기술이나 약품을 맹신하지 말자. 잘못된 습관을 찾아내고 교정해 주는 것이 진정한 명의다. 질병을 극복할 수 있는 힘, 면역력은 이미 내 안에 있다.

03
면역력,
아는 만큼 건강해진다

56세의 김지애 씨는 평소 면역력이 약해서 환절기마다 감기를 달고 살았다. 그때마다 감기약과 해열제를 열심히 복용했을 뿐, 면역력을 키우려는 노력은 딱히 하지 않았다. 그러던 어느 날, 난소에 종양이 발견되어 난소 적출 수술을 하게 되었다. 수술 후 정기검진을 받던 중 자궁에도 물혹이 발견되었으니 자궁을 적출해야 된다는 의사의 소견을 들었다. 그녀는 자궁의 건강이 더 악화될 것을 불안해하며 사는 것보다 차라리 자궁을 제거하는 편이 낫겠다고 결심했다.

몸이 아프면 약국에 가서 약을 구입해 복용하거나 병원에 가서 진료를 받는다. 우리는 몸에 질병이 있거나 통증이 있으면 병원으로 달려간다. 의사가 자신의 질병을 고쳐 줄 것이라는 굳은 믿음 때문이다. 질병이 빨리 치료되지 않으면 심리적으로 불안해진다. 그러면 다른 처방을 받기 위해 병원을 옮겨 다닌다. 약물 치료를 하고 증상이 완화되는 것으로 완전히 회복되었다고 말할 수는 없으나 일단 증상이 사라지면 마음이 안정된다. 대부분의 질병은 반복해서 과도한 노동을 하거나 반대로 지나치게 안정된 생활을 추구하는 불균형한 생활 습관에서 시작된다. 건강한 삶을 살기 위해서는 의사에게 100% 의존하는 자세보다 스스로 자신의 몸을 돌보는 주도적인 자세로 바꾸어야 한다. 질병을 치유하는 주체는 반드시 자신이 되어야 한다. 질병의 상당 부분은 면역력으로 해결할 수 있는 영역이라는 것을 명심하자.

《약이 필요없는 몸 만들기》의 저자 오카모토 유타카는 약을 팔아야 돈을 벌 수 있는 의료 시스템이 문제라고 지적한다. 무심코 복용하는 소염진통제는 면역력을 떨어뜨리기 때문에 환자에게 크게 필요하지 않지만, 약을 처방해야 수익을 올릴 수 있고 병원의 경쟁력을 높이기 위해서는 어쩔 수 없는 일이라는 것이다. 우리는 약물 치료의 부작용을 잊어버리고 의사의 지시대로 하면 된다는 막연한 희망에 약물을 계속 복용하는 경우가 많다.

《내 몸이 최고의 의사다》의 저자 임동규 의사는 우리 몸에는 약이 필요 없다고 강조하며, 의료계의 한계를 절감하고 병원을 떠나 약물을 끊자는 캠페인을 펼치고 있다. 약물을 복용함으로써 일시적으로 나타난 급성 증상을 완화할 수는 있지만, 습관적으로 약물에 의지하는 것은 좋지 않다는 것이다. 요즘은 "병원에 가지 마라." 또는 "약을 먹지 마라."라고 외치며 의료업계에서도 서로 분쟁하고 있다. 물론 몸이 아프면 병원의 도움을 받아야 한다. 그러나 병원의 의료 시스템과 의사의 역할을 똑바로 알고 제대로 치료받는 것이 중요하다. 의사에게 자신의 질병을 모두 떠맡기지 말고 의사를 잘 활용해야 한다. 질병의 완치는 자신의 노력에 달려 있기 때문이다.

전 세계를 발칵 뒤집어 놓은 사스와 메르스 사태, 최근 위협적으로 확산되고 있는 AI, 환절기에 유행하는 독감 바이러스에 이르기까지 지금 우리는 바이러스의 공포 시대에 살고 있다. 점점 더 강력해지는 변종 바이러스의 공포로 모든 사람들이 불안에 떨고 있다. 남의 일인 줄로만 알았던 신종 전염병이 이제는 나와 가족들에게도 고통을 줄 수 있다.

바이러스에 가장 먼저 대응하는 것은 바로 면역력이다. 그런데 임시방편인 약물 치료에만 의존하게 되면 근본적인 치유를 할 수 없다. 해법은 바로 면역세포에 달려 있다. 우리는 날마다 보이지 않는 바이러스와의 전쟁을 치르고 있다. 지금보다 더 건강하게 살고 싶다면 반드시 면역력부터 길러야 한다.

대중매체에서 건강에 대한 유익한 정보들을 제공하며 전문가나 연예인이 나와 건강에 도움이 되는 식품들을 추천하는 것을 흔히 볼 수 있다. 우리는 낯익은 사람이 나와서 건강에 좋다는 식품을 가지고 나와 체험 사례를 이야기하면 신뢰감이 형성된다. 그래서 그 말을 그대로 믿고 건강식품을 구입한다. 또는 옆집 엄마나 지인의 추천으로 구입하는 경우도 많다. 그러나 상품을 팔기 위해 잘 포장된 거짓 정보들을 잘 분별해야 한다. 건강 열풍을 타고 식품을 구입하거나 무분별한 정보에 휩쓸리지 말아야 한다. 면역력에 좋다고 하는 건강식품도 잘 선별해 복용해야 한다. 몸이 아픈 가장 큰 이유는 몸이 진정으로 필요로 하는 식품을 먹지 않고 소문에 의해 몸에 좋다는 것만 계속 먹음으로써 한쪽으로만 영양이 과잉되었기 때문이다. 우리는 몸에 좋다는 것을 먹으며 건강해지려고 노력하지만, 오로지 입맛에 맞는 것이나 입소문으로 몸에 좋다고 하는 것만 찾아다녀서는 안 된다.

시중에 판매되는 건강 기능 식품 중에서도 면역력에 도움을 줄 수 있는 식품들이 다양하게 등장했다. 한국 식품의약품안전처(KFDA)에서는 면역력 증강에 도움을 줄 수 있는 식품 기준을 제시하고 있다.

먼저 고시형 기능성 원료로는 인삼, 홍삼, 알콕시글리세롤 함유 상어 간유, 알로에 겔이 있다. 영양소 가운데서는 비타민 B, 비타민 C, 비타민 D군도 면역에 도움이 된다. 아연은 체내의 면역 환경을 건강하게 개선해 알레르기 질환 개선에 도움을 주는 면역 미네랄이다.

개별 인정형 기능성 원료로는 클로렐라와 스피루리나, 표고버 섯균사체, 당귀혼합추출물, γ-PGA 등이 있다. 특히 γ-PGA은 청국 장 발효 정제물로 폴리감마글루탐산이라고 부른다. γ-PGA이 소 장점막에 존재하는 면역세포의 TLR4(Toll-like receptor 4; 톨-유사 수용체 4)를 자극하고 장 점막 면역 시스템을 이용해 NK세포를 활 성화하며 바이러스를 제거하는 효과를 가지고 있어 건강 기능 식 품이나 피부 면역을 높이는 기능성 화장품으로서 활용되고 있다.

또한 천연 면역 물질인 미강(벼에서 왕겨를 뽑고 난 다음 현미를 백 미로 도정하는 공정에서 분리되는 고운 속겨) 발효 분말은 최근 새롭 게 떠오르는 면역력 증강 성분이다. 천연 면역 증강 소재로써 미 강 발효 분말에 대한 연구가 활발하게 진행되고 있다. 미강에서 건강을 유지하고 수명을 연장하는 데 도움을 주는 성분이 밝혀 졌기 때문이다. 한국생약학회에서 발행하는 〈Natural Product Science〉(2007년)에 따르면 미강 발효 분말이 대식세포와 비장세 포의 활성을 증가시킨다는 것이 밝혀졌다. 미강으로부터 유용성 다당체 발효를 통해 추출한 미강 발효 분말의 섭취는 생체 내의 면역계를 자극해 면역 기능을 강화함으로써 세균 및 바이러스의 감염성 질환을 예방한다. 요즘 같이 바이러스성 질환이 확산되는 시기에 면역 증강에 도움이 되는 건강식품들을 활용해 면역력을 높여 주는 것도 건강을 유지하는 데 도움이 된다.

사람은 태어날 때부터 기초 면역력을 가지고 있다. 우리 몸을 지키는 방어 시스템이 있음에도 불구하고 질병이 끊임없이 발생하는 이유는 면역력이 상실되었기 때문이다. 매서운 추위에도 감기 한번 걸리지 않고 겨울을 이겨 내는 사람이 있는가 하면 환절기마다 골골거리는 사람이 있다. 또한 체격이 좋고 근육이 많아서 건강해 보이지만 질병에 걸려 쉽게 쓰러지는가 하면 왜소하고 허약해 보여도 잔병치레 한번 없이 건강한 사람도 있다. 이것이 바로 면역력의 차이다. 면역력이 저하되면 외부에서 미생물, 유해 물질, 바이러스, 곰팡이 등이 마음대로 침입해 인체의 정상적인 기능과 세포 조직을 쉽게 파괴해 버린다.

우리 몸은 얼마나 튼튼한 면역 시스템을 가지고 있느냐가 건강을 결정한다. 당뇨병, 고혈압, 고지혈증과 같이 생활습관병으로 중년을 위협하는 질병 관리도 중요하지만, 100세 시대를 맞이해 무엇보다 스스로 건강에 관심을 갖고 예방하는 것이 더 중요하다. 생활을 바꾸면 건강도 얼마든지 되찾을 수 있다. 건강의 첫 단추는 바로 면역력을 챙기는 것이다. 내가 아는 만큼 몸은 건강해진다.

04
약물 치료는
임시방편일 뿐이다

38세의 김성빈 씨는 3년 전 결핵 진단을 받고 치료한 경험이 있다. 그러나 최근에 마른기침을 하고, 움직일 때 가슴에 통증이 있으며, 피가 섞인 가래가 가끔 나왔다. 걱정이 된 그는 다시 병원을 찾아갔다. 그 결과 염려했던 대로 결핵 양성 반응이 나와서 다시 입원 치료를 하게 되었다.

감기는 언제든지 다시 재발한다. 결핵도 감기처럼 재발에 대한 염려가 있지만, 재발률은 개인의 면역력에 따라서 차이가 난다. 면역력이 약해지면 누구나 감염성 질환에 취약해진다. 우리는 일상생활에서 면역력을 약화시키는 유해 물질과 독소로부터 수시로 공격을 받는다. 누구에게나 각 장기에 수많은 세균과 바이러스가 존재한다. 만약 면역력이 약해지면 세균과 바이러스를 방어하는 면역세포들이 제대로 활동하지 못하게 되어 세균과 바이러스가 몸속에서 온갖 질환을 일으킨다.

면역력이 저하되어 생기는 질병은 면역력이 떨어질 때마다 흔하게 재발한다. 주로 잠복균인 B형 간염 바이러스나 수두 바이러스, 결핵균이 기회를 놓치지 않고 다시 활동을 시작한다. 그러다 보니 B형 간염 바이러스 보균자는 쉽게 B형 간염으로 진행되며, 수두 바이러스 보균자는 대상포진으로 진행된다. 결핵균이 잠복하고 있으면 결핵이 생길 위험성도 높아진다. 재발성 질환은 면역력 저하의 신호탄이라고 볼 수 있다. 2014년 대한결핵협회에서는 우리나라가 OECD 국가 중 결핵 발병률 1위에 해당될 정도로 결핵 환자가 많은 나라라고 발표했다. 2016년 질병관리본부에서는 보육시설이나 학교, 군부대, 의료기관과 같은 집단 시설에서의 결핵 발생이 2013년 3,265곳에서 2015년 7,259곳으로 최근 3년 동안 2배 이상 급증했다고 발표했다. 인체 내부 면역체계가 무너진 틈을 타서 숨을 죽이고 있던 세균이나 바이러스가 순식간에 늘어나 반란을 일으키며 인체를 손상시키는 것이다.

34세의 박지은 씨는 몸에 발진이 생긴 이유가 단순히 벌레에 물려서 그런 줄로만 알았다. 그런데 한 달 전에 병원에 다녀오면서 루푸스라는 질환에 걸린 것을 알게 되었다. 그녀는 연고를 처방받아 열심히 발랐다. 그런데 다 회복된 줄 알고 며칠 동안 연고를 바르지 않았더니 또 재발했다. 그녀는 다른 병원에 가 봐야 하나 고민 중이다.

약물 치료의 노움을 받는 것은 좋지만, 약물에만 의존하는 습관은 오히려 허약한 체질을 만든다. 우리는 스스로 건강을 유지하기 위해서 치유 과정 중 몸이 아플 수 있다는 것을 이해하고 질병이 낫는 과정을 여유 있게 지켜봐야 한다. 특히 자가 면역 질환은 꽃가루, 음식물, 화학 물질, 미생물 같은 외부 물질에 과민 반응하는 알레르기 질환과는 발병 원인이 다르다. 인체 내부의 조직을 적군으로 오해해 내 몸의 조직들을 공격하는 질병이다. 주로 자가 면역 질환을 치료하기 위해 면역 억제제를 사용하는데, 지속적인 약물 치료로 면역력이 떨어지면 오히려 감염성 질환에 더 쉽게 노출된다. 그래서 우리 몸은 면역 시스템의 균형을 잘 이루는 것이 매우 중요하다.

반 건강의 신호에서 찾아오는 질병은 얼마든지 스스로 고칠 수 있다. 아무리 최첨단 과학의 시대라고 해도 의료 기술로 몸속의 세포를 복원하거나 재생할 수는 없다. 그러나 우리 몸속의 면역력은 이를 너무나도 간단하고 정교하게 해낸다. 물론 이러한 면역력도 자신의 노력과 관리가 반드시 필요하다.

56세의 박미은 씨는 평소 만성 위염으로 소화불량 증세가 잦았다. 그런데 최근 들어 계속 위가 더부룩하게 꽉 차 있는 느낌이 들었다. 식욕이 없어져서 식사량이 급격히 줄다 보니 체중도 줄었다. 그녀는 단순히 식욕이 떨어져서 그런 줄로만 알았는데, 2주 동안 계속 식사를 하고 나서 다 토해 내어 결국 병원에서 검사를 받게 되었다. 검사 결과 미은 씨는 위암 2기라는 진단을 받았다. 병원에서는 위암 수술을 받고, 수술 후에도 항암 치료를 병행해야 한다고 했다.

평소 면역력을 튼튼하게 유지하는 것이 건강하게 살기 위해 가장 중요한 일이다. 인체 방어 시스템인 면역력이 약화되면 감염 질환에만 취약해지는 것이 아니다. 몸속에서 매일 만들어지는 암세포나 염증 물질을 제대로 없애지 못해서 온갖 질환에 취약해질 수밖에 없다. 우리 몸에서는 매일 수천 개의 암세포가 만들어지며, 스트레스에 의해 염증 물질이 시도 때도 없이 생성된다.

만성 염증은 온갖 질병을 일으키는 주범이다. 암을 비롯해 비만, 대사증후군, 당뇨병, 심뇌혈관 질환, 치매, 빈혈, 자가 면역 질환, 우울증, 근육 감소증, 관절염을 일으킨다. 따라서 면역력이 떨어지면 만병에 노출되어 인체가 무너지는 것은 시간문제다. 매일 생기는 암세포를 제대로 제거하지 않으면 결국 온갖 암이 생길 위험성도 매우 높아진다. 암에 걸렸을 경우 의사들은 서둘러 수술해야 생존할 수 있다고 환자와 가족에게 설명한다. 의사는 신속한 대응이야말로 환자를 위한 진정한 조치이자, 암세포를 발견하는 즉시 온갖 수단을 동원해서 맹공격하는 것만이 최선이라고 생각한다. 그러나 경과가 좋지 못할 때는 "조금만 더 빨리 병원에 오셨으면 경과가 좋으셨을 텐데요." 또는 "지금의 의학 기술로는 어려울 것 같습니다."라고 말하며 치료의 책임 선에서 한발 물러설 수밖에 없다. 의사는 치료를 도와주는 사람일 뿐 환자의 건강까지 책임지지는 않는다.

나는 지난 16년 동안 암 환자들의 식이요법을 상담하면서 그들의 공통적인 특징을 발견하게 되었다. 암 환자들은 자주 감기에 걸리고 쉽게 피로감을 느끼며 상처가 잘 낫지 않는다. 그리고 추위를 많이 느끼며 전반적으로 체온이 낮았다. 특히 동물성 지방의 섭취로 혈액 점도가 높고, 혈액 순환 장애가 있으며, 신진대사가 순조롭지 못했다. 그리고 내장지방, 고혈압과 같은 생활 습관으로 찾아오는 대사성 증후군이 동반되었다. 심지어 몸에서 염증이 가시질 않아 만성 염증을 달고 사는 사람들이 많았고, 이러한 환경이 암세포가 생기기 쉬운 체질을 만들었다. 의사의 역할은 질병을 더 많이 진단하고 찾아내어 환자의 고통만 경감시키는 것이 아니라 환자가 질병에 걸리지 않도록 협조자가 되어야 한다.

우리는 피부를 아물게 하는 힘, 뼈를 붙게 만드는 힘, 감기 바이러스를 이기는 힘, 암세포 발생을 억제하고 제어하는 힘이 있다.

이러한 치유의 힘이 바로 면역력이다. 면역력은 누가 주는 것이 아니다. 외부에서 만들어 낼 수도 있는 것도 아니다. 오직 자신만이 면역력을 키워 낼 수 있다.

100세 시대를 맞아 행복한 인생은 준비된 사람만이 누릴 수 있다. 노후를 준비하는 데 가장 기본적이고 필수적인 것은 바로 건강한 몸과 마음이다. 건강은 하루아침에 완성되지 않는다. 건강은 누구에게나 평생의 숙제다. 몸에 좋다는 말만 듣고 귀가 솔깃해 자신의 몸에 맞지도 않는 음식을 일부러 찾아서 먹거나, 자신보다 자신의 몸에 대해 더 잘 알 것이라는 생각으로 의사만 맹신하거나, 한 방에 문제를 해결하려고 약물에 너무 의존하지는 않았는지 자신이 건강 관리 방법을 되돌아볼 필요가 있다.

내 몸을 가장 잘 아는 사람은 의사도 가족도 아닌 나 자신뿐이다. 건강에 대한 관점을 바꾸고 올바른 건강법을 찾아 적극적인 마음가짐으로 살아간다면 인생의 새로운 2막이 열리게 될 것이다. 아프지 않도록 몸과 마음을 다지고, 건강한 생활 습관을 세우는 것이야말로 행복하고 즐거운 인생을 만드는 초석이다.

05
내 몸의 면역력이
최고의 의사다

56세의 오미진 씨는 3년 전 큰 병원에서 대장암 수술을 받은 뒤 완쾌 판정을 받았다. 그런데 요즘 들어 무척 피곤하고 변비도 심해졌으며 빈혈 증상도 자주 찾아왔다. 그녀는 대장암에 좋다는 음식들을 찾아다니며 섭취했지만 결국 대장암이 재발해 몸 상태가 악화되었고 끝내 사망하고 말았다.

하루가 다르게 의학이 발달하고 새로운 암 치료법이 개발되었다는 소식에도 불구하고 아직까지 한국인의 사망 원인 1위는 암이다. 많은 사람들이 수술과 항암 치료, 방사선 치료만으로 암이 치료될 것이라고 믿었으나 암 완치 판정을 받지 못했다. 우리는 일반적으로 암에 걸리면 무언가 해야 한다는 생각에 사로잡힌다. 심지어 암 진단을 받으면 지푸라기라도 잡고 싶은 심정에 다양한 민간요법들을 적용하다 시간과 돈을 허비하기도 한다. 집안이 감당하기 어려울 정도의 비용도 마다 않고 지불해 가면서 특별한 치료 방법에 매달린다. 경제적 여유가 있는 집안은 유명한 병원을 찾아 해외로 날아가기도 한다. 치료 결과가 좋으면 그나마 다행이지만 안타깝게도 큰 비용을 쓰고도 몸이 더 악화되는 경우도 있다. 특별한 비법에만 매달린 나머지 나을 수 있는 방법을 찾아보지도 못하고 기회를 놓치는 것이다.

질병은 자신을 제대로 돌보지 못한 결과다. 병에 걸렸다고 해서 심하게 괴로워하거나 빨리 벗어나고 싶어 하며 스트레스를 받으면 오히려 치료가 어려워진다. 진정으로 치유를 원한다면 질병의 원인을 뿌리 뽑고 삶의 태도를 바꿔야 한다. 자신에게 찾아온 질병을 삶의 태도를 바꾸는 전환의 기회로 삼아야 한다. 우리는 몸과 끊임없이 대화하면서 면역력이 스스로 일하며 질병을 다스릴 수 있다는 믿음을 가져야 한다.

조엘 펄먼 박사는 미국에서 국민 주치의로 칭송받는 저명한 의사다. 그는 저서 《내 몸의 자생력을 깨워라》를 통해 날로 심각해지는 환경오염에 무방비로 노출된 현대인들이 외부로부터 침입한 병원균을 고통 없이 수월하게 제거하는 방법은 생활 습관과 식생활 습관에 달려 있다고 말한다.

건강한 삶을 살아가기 위해서는 병원의 도움도 물론 필요하다. 그러나 무엇보다 자연의 법칙에 맞게 자신의 몸과 마음을 꾸준히 살피고 돌보는 것이 중요하다. 물이 스스로 자정 작용을 하듯이 질병 치유를 위해 우리 몸도 스스로 정화하고 복원하며 치유 작용을 끊임없이 하고 있다. 우리 몸은 매일 쌓이는 독소와 노폐물을 제대로 해결하지 못하면 오염된다. 그래서 면역 작용을 통해 기침을 일으켜 가래를 배출하고, 설사를 일으켜 몸 안으로 들어온 독소를 배출시킨다. 이러한 반응은 내 몸 안의 의사, 즉 면역력이 스스로 처방하고 관리하는 것이다.

41세의 김상준 씨는 감기가 잘 떨어지지 않아 종합 감기약을 상비해 놓고 복용한다. 그런데 어느 순간부터 약이 잘 듣지 않는 것 같았다. 그래서 더 효과가 강한 약을 복용해야 한다고 했다. 그는 이미 약에 대한 내성이 생겨서 지금보다 더 강한 약을 원하고 있었다.

감기를 치료하겠다고 복용한 약이 반대로 우리 몸 자체를 공격해 면역력을 떨어뜨린다. 약을 지속적으로 복용하는 사이 어느새 약물에 대한 내성이 생기게 된다. 우리는 약의 부작용보다 치료에 대한 믿음으로 많이 먹는 게 좋다고 생각한다. 그러나 장기간 복용해야만 하는 약물이 아니라면 필요 이상으로 약물에 대한 내성을 만들 필요가 없다. 면역력이 약해지면 크고 작은 바이러스와 병원균을 물리치지 못해 암이나 당뇨병, 심근경색과 같은 큰 병에 속수무책으로 노출될 수밖에 없다. 해결책을 외부에서만 찾으려고 하지 말고 우리 몸이 원래부터 가지고 태어났던 면역의 힘을 활용해야 한다. 외부의 세균들로부터 몸을 보호하고 몸에 들어온 세균들과 싸워 이기고 허약해진 몸을 다시 재생시키는 능력이 바로 면역력이다.

요즘은 면역력 상태에 따라 취약한 질병을 예측하기도 한다. 면역력 검사도 다양해서 마음만 먹으면 자신의 면역 상태가 양호한지, 불량한지도 알 수 있다. 인체 면역력을 체크할 수 있는 방법으로는 면역세포인 NK세포의 활성도를 알아보는 검사가 있다. NK세포는 암세포를 파괴하며 각종 바이러스에 대한 방어 시스템을 구축하는 데 도움을 주어 면역력의 지표로 활용된다. 혈액이나 침, 모발 같은 인체 구성 요소로 체내 면역력을 간접적으로 알아보는 검사도 있다. 혈액 검사로도 스트레스 호르몬 분비에 관여하는 부신호르몬 농도가 정상 범위에서 벗어나면 면역력이 낮다고 본다.

백혈구의 정상 수치는 4,000~10,000㎕다. 이 수치 아래로 떨어지면 면역력이 떨어진 것으로 볼 수 있다. 장관면역이 제대로 작동하지 못하고 장 누수증이 있거나 간의 해독 능력이 떨어지면 이것도 역시 면역력이 떨어진 것으로 본다. 요즘은 혈액 검사를 통해 암 억제 유전자의 돌연변이와 메틸화의 진행 여부를 확인함으로써 면역력의 상태를 예측할 수 있다.

우리 몸은 끊임없이 정화하고 복원하며 치유한다. 몸 전신에 퍼져 있던 류마티스 관절염 바이러스, 혈액 속에 있는 콜레스테롤이 제거되면 혈액이 맑아지며 그만큼 몸도 깨끗해진다. 고혈압, 당뇨, 협심증, 변비, 위염, 간염과 같은 각종 질환은 자정 작용 이후에 치유된다. 병원 치료에만 의지하게 되면 스스로 건강을 유지하고자 하는 책임은 줄어들고 오히려 만성적으로 질병을 키우게 된다. 내 몸은 내가 책임져야 한다. 약물은 내 안의 세균들을 제거할 수는 있지만 면역력을 손상시키는 원인이 되기도 한다. 세균과 싸워서 이기는 것은 내 몸 안에 있는 면역세포의 활약 덕분이다.

다음은 로버트 기요사키의 저서 《부자 아빠 가난한 아빠》의 내용이다.

부자 아빠와 가난한 아빠를 비교해 보면 구두를 닦는 습관에서도 차이가 난다. 부자 아빠나 가난한 아빠나 파리가 미끄러질 정도로 반짝반짝 빛나는 구두를 신고 있다. 그러나 부자 아빠와 가난한 아빠의 차이점은 구두를 닦는 시점이다. 부자 아빠는 대개 외출에서 돌아왔을 때 먼지를 닦아 놓는다. 그러나 가난한 아빠는 외출하기 전에 구두를 닦는다. 외출하기 전에 구두를 닦으려면 손이 많이 간다. 그동안 때가 찌들었는지 시간도 오래 걸린다.

그러나 외출에서 돌아와서 구두를 닦으면 먼지만 살살 털어도 깨끗해진다. 시간도 훨씬 짧게 든다. 이렇게 보면 부자 아빠와 가난한 아빠의 차이는 아주 사소하다. 그러나 이러한 사소한 차이 뒤에는 큰 의미가 있다. 부자 아빠는 습관적으로 앞으로의 인생 계획을 세우고 미리 준비하는 사람이다. 가난한 아빠는 일이 닥쳐야 준비하는 사람이다. 미리 준비를 하느냐? 아니면 닥쳐서 일을 서둘러 하느냐? 비교하면 그 차이는 사소하다고 할 수 있지만 사소한 차이가 일생 동안 쌓이면 그 결과는 하늘과 땅처럼 벌어지고 만다. 이것이 바로 '습관의 법칙'이다.

자신의 몸 상태를 점검하지 않고 병원에서 처방해준 약물에만 의존하면서 몸이 건강해지기를 기대하는 것은 바람직하지 못하다. 우리는 외부의 의존적이고 수동적인 치료보다 인체 내부의 면역력을 활용한 주체적이고 능동적인 치유가 반드시 필요하다. 누구나 면역력이라는 최고의 의사가 있다는 사실을 잊지 말자.

제4의 치료 혁명,
면역력이 답이다

64세의 김형만 씨는 간암 4기 판정을 받고 26차 항암 치료까지 진행했다. 안심하고 있던 차에 형만 씨는 갑자기 폐까지 암이 전이되었다는 소식을 들었다. 병원에서는 먼저 간 수치를 낮추는 것이 급선무라고 했고, 그 외에 별다른 치료 방법은 없다고 했다. 가족들은 지금 이 시점에서 무엇을 해야 할지 막막하고 두렵다고 했다.

암 환자가 수술을 받고 항암 치료를 받았음에도 불구하고 암이 또다시 재발하거나 전이되는 경우가 있다. 이런 상황에서는 누구나 당황스러울 수밖에 없다. 암이 무서운 가장 큰 이유는 다른 부위로 전이될 수 있다는 점 때문이다. 전이될 수 있는 암을 악성 종양이라고 한다. 암 진단을 받게 되면 일반적으로 3대 암 치료법인 수술과 항암 치료, 방사선 치료를 받게 된다.

암 수술은 발병 부위를 절개하기 때문에 피부와 장기, 혈관에 손상을 주어 염증이 생길 수밖에 없다. 그래서 암 수술 후 상처 부위를 통해 병원균의 감염과 합병증의 진행을 막기 위해서는 면역 관리가 중요하다. 항암 치료는 혈관을 타고 전신을 돌아다니며 암세포를 사멸하는 동시에 면역세포도 함께 죽인다. 남아 있는 암세포의 사멸과 정상 조직의 급격한 손상으로 면역세포의 수도 급격히 줄어든다. 흔히 "암 환자는 암세포 때문에 죽는 것이 아니라 항암 치료 때문에 죽는다."라는 말을 할 정도로 항암 치료 후에는 급격한 체력 저하가 찾아온다. 암이 생긴 부위에 방사선을 쏘이면 그 부위의 면역세포도 손상이 오기 쉽다.

암 치료는 신체의 면역력을 떨어뜨리고 몸과 마음을 약하게 만든다. 대부분의 암 환자는 3대 암 치료를 최선의 방법이라고 믿고 있다. 그러나 수술과 항암 치료, 방사선 치료의 공통점은 암세포만 사멸하는 것이 아니라 정상 세포와 면역세포까지 파괴한다는 것이다. 그러므로 3대 암 치료법은 꼭 필요한 만큼 최소한으로 적용해야 한다. 일반적으로 암 치료 후 4~5년이 경과 된 후에도 재발하지 않으면 암이 완치되었다고 본다. 그러나 요즘은 암의 재발과 전이율이 높기 때문에 암 완치 판정이라는 말은 잘 사용하지 않는다. 그래서 환자가 힘든 치료를 극복하며 암세포를 이겨내 스스로 나을 수 있는 면역력을 높이는 것이 가장 중요하다.

우리는 누구나 암에 대한 두려움을 안고 살아간다. 그래서 대비책으로 암 진단금과 암 치료를 받을 수 있는 보장성 보험에 가입한다. 그러나 암 보험이 있다고 해서 암으로부터 자유로워질 수 있는 것은 아니다. 면역력이 떨어지면 암세포를 제대로 제거하지 못하기 때문에 암이 생기기 쉽다. 장시간에 걸친 노동이나 스트레스를 끌어안고 여유 없이 사는 삶은 교감신경을 지속적으로 긴장시킨다. 교감신경이 긴장하면 혈액순환 장애는 물론이며 백혈구에 의한 조직 파괴가 일어나 암에 걸리기 쉽다. 면역력은 평소 자신의 생활 습관과 연계되어 있어서 암이 생겼다는 것은 잘못된 생활 습관으로 살고 있다는 증거라고 할 수 있다. 만성 질환으로 불리는 대부분의 질환도 환자 자신의 생활 습관을 점검해 보면 그 원인을 알 수 있다.

날이 갈수록 최첨단 의료기술이 발전하고 있다. 수술 분야만 해도 기존의 절개 방법에서 진보해 표시가 나지 않을 정도로 작게 구멍을 내 복강경으로 종양을 제거한다. 심지어 절개를 하지 않고 리모컨을 이용하는 로봇 수술도 등장했다. 종양세포만 찾아서 파괴시키는 첨단 항암제가 빠르게 발전하고 있고, 방사선 피해를 최소화하고 효과를 극대화시키는 고주파 치료, 초음파 치료를 비롯한 다양한 의학 기술들이 개발되고 있다. 그러나 안타까운 것은 눈에 보이는 현상만 치료할 수 있다는 것이다. 암 치료 후 재발을 방지하기 위해서는 의학과 더불어 반드시 면역 치료를 병행해 암 억제 유전자의 돌연변이 진행을 막아야 한다.

암은 외부에서 침입한 세균성 질병이 아니다. 우리 몸의 세포이며 스스로 키운 신생물이다. 암이란 공생의 질서를 파괴하는 이상 세포들의 이상 번식으로 인체의 평화롭고 원활한 생명력을 파괴한다. 우리 몸에서는 매일 암세포가 수천 개씩 만들어지지만 원활한 대사 작용과 면역력이 암의 성장을 막는다. 암을 억제하는 힘은 우리 몸속에 존재하는 면역력이다. 환자 스스로 자신의 질병을 만들고 키우고 있다는 사실을 인정하고, 자신의 생활 습관을 교정함으로써 질병 치료의 흐름을 바꾸어야 한다. 암을 예방하고 치료하기 위해서는 현대의학과 면역관리를 병행해 최상의 효과를 볼 수 있도록 융합적 치료를 해야 한다.

수많은 현대인들이 당뇨병, 궤양성 대장염, 아토피 피부염, 고혈압과 같은 만성 질환으로 고통받고 있다. 환자들은 자신의 질병을 치료하기 위해 동네의 작은 병원에서 종합병원, 대학병원 등으로 옮겨 가며 의료 쇼핑을 한다. 암 환자에게는 항암 치료나 방사선 치료를, 아토피 피부염 환자에게는 스테로이드제가 처방되고 있지만, 이러한 만성 질환들이 회복될 기미는 보이지 않는다. 질병의 원인을 명확하게 알지 못하는 상황에서 근본적인 문제를 해결하지 않고 발병 부위만 치료하기 때문이다.

암세포의 성장은 대부분 어린 시절부터 계속되어 온 생활 습관이 결정한다. 그중에서도 특히 편중된 생활 습관 때문에 암 억제 유전자의 돌연변이가 진행되어 암세포의 성장을 막을 수 없는 상황으로 치닫게 만든다. 이럴 경우 면역력이 더욱 저하되어 환자는 결국 더 강력한 치료를 해야만 한다. 치료를 마쳤다 해도 생활 습관을 개선하지 않으면 암 환자들이 가장 두려워하는 전이나 재발에서 자유롭지 못하다. 암 치료의 근본은 환자의 면역력을 높여 암세포를 이기는 몸으로 바꾸는 것이다. 건강검진으로 암을 발견할 수는 있지만 암 예방은 불가능하다. 그래서 우리는 스스로 암 예방을 위해 면역 능력을 키워야 한다. 환자들이 재발이나 전이로 목숨을 잃는 안타까운 상황들을 보면서 반드시 환자의 면역력을 높여 수술이나 치료를 이겨 내는 체력을 우선 만들어야 함을 깨닫는다. 질병을 치료하기 위해서는 의사에게 모든 것을 의지하기보다 환자 자신이 더 많은 노력을 기울여야 한다.

암세포를 제거하는 수술, 약물을 투입해서 제거하는 항암 치료, 종양을 직접 태우거나 파괴해서 제거하는 방사선 치료를 현대의학의 3대 암 치료법이라고 한다. 여기에 현대의학으로 추정하기 어려운 분야의 질병을 효과적으로 예방하고 치료할 수 있는 자연면역 치료를 포함시키면 4대 암 치료법이 된다. 우리는 몸 안에 최고의 의사, 즉 면역력을 누구나 가지고 있다. 그러나 면역력이 일정 수준 이하로 떨어지면 누구에게나 질병이 발생한다. 암을 치료하는 방법은 현대의학 기술과 대체의학 기술을 모두 활용해 환자가 회복될 수 있는 방법을 총동원하는 것이다. 그러나 치료를 뒷받침할 수 있는 체력을 기르지 않으면 약물에 대한 부작용이 생길 수밖에 없다. 건강 융합의 시대에 병원에만 의존하는 대신 우리 몸의 주치의인 면역력을 100% 활용해 보자.

07
자연치유력이
건강을 지킨다

"저는 왜 이렇게 자주 아플까요?"

"저는 왜 이렇게 감기에 자주 걸릴까요?"

내가 환자들과 상담하면서 가장 많이 듣는 질문이다. 꽃가루 하나에도 예민하게 반응해 재채기를 하거나 피부에 좁쌀만 한 염증들이 올라와 민감해지는 사람들이 있다. 약물을 복용해도 별 효과가 없는 비염이나 아토피, 당뇨병으로 만성적으로 고생하는 사람들도 있다. 류마티스 관절염, 갑상선 질환, 루푸스, 베체트, 궤양성 대장염과 같은 자가 면역 질환에 대한 공포 역시 사라지지 않는다. 암도 일부 사람들에게만 발생하는 것이 아니라 이제는 누구나 걸릴 수 있는 흔한 병이 되었다.

획기적인 과학 기술의 발전으로 최첨단 의료 설비와 신약들이 등장하며 사람의 평균 수명이 늘어나고 있다. 반면 근본적인 질병의 원인도 모른 채 아픈 환자들도 함께 늘어 가고 있다. 질병에 대한 저항력에 장애가 생겼기 때문이다. 《약, 먹으면 안 된다》의 저자 후나세 슌스케는 약이 오히려 인간의 자연치유력을 해쳐 병을 더 가중시킨다고 주장한다. 사람에게는 스스로 몸을 치유하는 항상성이 존재하는데 사람은 그런 항상성을 기다리지 못하기에 긁어 부스럼을 만든다는 것이다. 저자는 약물 치료가 필요한 경우는 응급 상황인 10%의 경우뿐이고, 대부분의 만성 질환에는 약물 치료가 필요하지 않다고 말한다. 약물은 우리의 질병을 고치는 고마운 존재가 아니라 오히려 우리를 죽이는 독소라는 것이다. 우리 몸에는 질병이 걸려도 다시 원상태로 회복할 수 있는 자연치유력이 있는데 약물은 오히려 자연치유력을 방해한다는 것이다.

야생 동물도 아프면 움직이지 않고 금식을 하며 스스로 낫기를 기다린다. 우리도 아플 때 열이 나고 구토와 설사 같은 증상이 나타나는데 이러한 현상은 질병이 호전되려는 과정 중에 나타나는 치유 반응이다. 이 치유 반응이 어느 정도 유지되면서 결국 질병이 회복되는데, 우리는 이 시간을 기다리지 못하고 바로 약물 치료를 한다. 결국 약물은 몸속 면역세포의 치유 반응을 방해해 일시적으로 증상은 완화되어도 질병이 만성화되어 몸속에 달고 살아가게 된다. 우리는 약물을 복용하고 증상이 사라지면 질병이 나았다고 착각한다. 왜 질병이 생겼는지 원인은 모르면서 근본적으로 치료하지 않고 순간적인 모면에 가까운 치료만 한다면 만성 질환의 뿌리만 깊게 키우는 꼴이다. 치료가 필요한 사람은 분명히 약물의 도움을 받아야 하지만 좀 더 신중하게 활용해야 한다. 치료를 하기 전 질병 그 자체만 보는 대신 전체적인 몸의 흐름을 읽을 줄 알아야 한다.

건강에 대한 관점을 새롭게 조명할 필요가 있다. 감기에 걸렸을 때 감기약을 먹는다고 해서 바로 부작용이 나타나기는커녕 불편했던 증상이 씻은 듯이 낫는다. 벌레에 물렸을 때도 마찬가지다. 스테로이드 연고도 일회성으로 사용하는 것은 큰 부작용이 없다. 고혈압 치료에 혈압강하제를 복용하고, 고지혈증 치료에 콜레스테롤 대사저해제를 복용해도 2~3년 정도는 아무런 이상이 없다. 하지만 약물은 성분 자체가 화학 물질로 되어 있기 때문에 해독을 담당하는 장기인 간과 신장에 부담을 주게 된다. 약물 치료 시에는 증상을 완화시키는 주작용 외에 부작용이 항상 있지만 우리는 부작용에는 관심을 기울이지 않고 치료를 도와주는 작용에만 초점을 맞춘다.

지속적인 약물 투여로 질병이 악화되어도 자신의 질병이 나이 탓이라고 생각하는 사람들도 많다. 감기에 잘 걸리는 이유나 온갖 감염 질환으로 고통을 받는 이유, 암에 걸리는 이유, 그리고 병이 악화되는 이유는 바로 면역력 때문이다. 그만큼 면역력은 인체 건강에 중요한 영향을 끼친다. 만성 질환이나 난치병은 일반적으로 불균형한 생활에서 비롯된다. 질병에 걸린 후에라도 자신의 상태를 제대로 점검하고 관리할 수 있다면 병은 충분히 치유할 수 있다.

《약을 버리고 몸을 바꿔라》의 저자 조병식 의사는 우리 몸을 가만히 두어도 상처가 저절로 낫는 것은 바로 자연치유력 덕분이라고 말한다. 그는 환자의 상태를 진단하고 치료할 때 그 어떤 약물보다도 강력한 효과를 지닌 자연치유력을 끌어올리고, 이것이 최대한 발휘되도록 함으로써 질병에서 해방될 수 있다고 말한다. 또한 겉으로 보이는 증상만이 아니라 병이 생긴 근본 원인을 알아내어 뿌리부터 고치는 것을 목표로 한다. 다만 해독이 아무리 효과적인 방법이라고 해도 무리한 단식으로 인해 영양실조 상태가 되거나 부항이나 사혈을 해서 체력이 약해지면 오히려 질병이 악화될 수 있으니 환자의 영양 상태를 반드시 고려해야 한다고 말한다.

우리는 몸에 이상을 느끼면 여러 가지 검사를 받고 약물을 처방받는다. 그런데 의사의 지시에 따라서 열심히 약물을 복용해도 속 시원하게 낫는 적이 드물 때가 많다. 오히려 고혈압이나 당뇨병과 같은 만성 질환자들은 대부분 2~3가지 이상의 합병증을 함께 앓는 경우가 흔하다. 오랫동안 약을 달고 살다 보니 합병증은 더 늘어나고 부작용마저 나타나지만 그렇다고 약을 끊자니 이러지도 저러지도 못하는 상황이다. 질병이 찾아온 근본 원인에 대한 관리 없이 약물로 증상만 조절하는 것은 결코 완전한 치유가 될 수 없다. 일시적인 효과는 있겠지만 질병을 완전히 뿌리 뽑지는 못한다. 만성 질환을 완치하려면 무조건 약물에 의존하지 말고, 몸속 자연치유력이 100% 발휘될 수 있도록 몸을 근본적으로 바꿔야 한다. 우리 몸에서는 날마다 낡은 세포가 죽고 동시에 새로운 세포가 태어난다. 세포는 혈액을 통해 산소와 영양소를 공급받아 각자의 역할을 수행한다. 세포가 병들면 그 세포로 이루어진 장기도 병들게 되고 혈액과 림프 순환도 영향을 받아 결국 몸 전체가 무너진다.

《의사의 반란》의 저자 신우섭 의사는 온갖 질병들에 대해서 현상만 놓고 보면 원인을 알 수 없지만, 근본 원인은 몸의 대사가 제대로 이루어지지 않아 질병이 찾아온다고 말한다. 저자는 세포를 병들게 하는 가장 큰 주범은 바로 혈액순환에 있다고 강조한다. 중금속, 환경호르몬, 가공식품과 화학물질 등 온갖 독소로 인해 몸속에 노폐물이 쌓이면 혈관이 막혀 산소와 영양소가 세포까지 제대로 전달되지 못한다. 그 결과 세포 기능이 정상 수준에서 떨어지면서 만성 염증이나 뇌경색, 심근경색, 간경화와 같은 만성 질환이 발생하게 된다. 결국 모든 질병은 혈액순환이 원활하지 못해 세포가 병들기 때문에 찾아오는 것이다. 저자는 완전한 건강은 원활한 혈액순환에서 시작하며 약물과 병원을 버리고 건강한 먹거리로 스스로 건강함을 유지해야 한다고 말한다. 병원과 약에 의존해서는 절대 건강해질 수 없다. 만성 질환이든 암이든 모든 질병의 뿌리는 같다.

건강은 인체의 자연치유력을 깨닫고 스스로 자신의 몸을 보살피는 것으로부터 시작된다. 같은 질병이라고 해도 환자마다 몸 상태가 다르고 질병의 원인도 복합적이다. 치료의 중심은 반드시 자신이 되어야 한다. 의학 치료와 함께 자신의 잘못된 생활 습관을 개선하면서 면역력을 높이는 융합적인 관점으로 관리해야 한다. 건강의 본질은 자연치유력이기 때문에 자연의 법칙을 거스르는 생활 습관은 결국 질병을 부른다.

08
100세 건강은
면역 습관이 좌우한다

　누구나 건강한 삶을 꿈꾼다. 오늘날 과학과 의학기술의 발달로 과거에 비해 놀랍도록 수명이 늘어났으며 이제 우리나라도 평균 수명 100세 시대가 열렸다. 100세 시대는 장수가 보편화되었다는 의미다.

　우리가 100세까지 산다고 할 때 가장 중요한 것은 무엇일까? 행복한 노후를 위한 재테크일까? 아니면 노후까지 일할 수 있는 안정된 직장일까? 물론 이러한 것들도 중요하지만 무엇보다 가장 중요한 것은 바로 건강이다. 건강하지 않고서는 이 모든 것을 이룰 수 없을 뿐만 아니라 이룬다 하더라도 누릴 수가 없다. 체력이 쇠해 제대로 걷기조차 힘들고 만성적인 질환으로 인해 입원실에서 100세까지 사는 것이 과연 행복이라고 말할 수 있을까? 제대로 장수를 누리려면 반드시 건강부터 챙겨야 한다.

100세 장수 시대를 사는 요즘 현대인들의 관심사는 '어떻게 오래 사느냐'다. 오래 사는 것이 중요한 것이 아니라 사는 동안 누구나 아프지 않고 건강하게 오래 사는 것이 중요해진 것이다. 주체적이고 능동적으로 질병을 예방하고 치유하기 위해서는 면역력을 키워야 한다. 면역력은 나이나 성별에 따라 달라지기도 하지만 결정적으로 생활 습관에 달려 있다. 예를 들어 해독이 안 되고 영양 불균형 상태일 때, 잠을 제대로 자지 못할 때, 자주 과로할 때, 운동을 하지 않을 때, 스트레스에 시달릴 때, 체온이 떨어질 때도 면역력이 떨어지게 된다.

국제화 시대를 살아가고 있는 우리에게 면역력은 더욱더 중요하다. 장거리 이동이 거의 불가능하던 시절과 달리 해외여행이 잦아지는 만큼 감염 질환이 크게 증가하고 있다. 전 세계는 세균이 국내에 들어오는 것을 이제는 막을 수 없다. 이 모든 외부 물질에 일일이 약물로 대응하기도 불가능하다. 그러므로 반드시 자신의 면역력을 강화해야 한다. 외부에서 침입하는 바이러스를 물리치고 스스로 질병을 치유하는 능력이 강해지면 그 어떤 질병도 쉽게 이겨 낼 수 있다. 건강의 책임은 나 자신에게 달려 있다는 것을 잊지 말자.

우리는 많은 독소와 접촉하며 살아가고 있다. 중금속, 화학 물질, 환경호르몬, 스트레스가 가득한 환경에 노출되어 있으며, 우리가 섭취하는 음식에는 영양소가 부족하다. 건강을 회복하고 유지하려면 나쁜 독소들을 배출하고 좋은 것으로 채워야 한다. 건물을 튼튼하게 짓기 위해서는 기초 공사가 중요하듯이 건강이라는 건물을 짓기 위해서도 반드시 면역력을 확고히 다져야 한다.

나는 일상생활에서 누구나 쉽게 면역력을 높일 수 있는 건강한 습관으로 4장에서 설명했던 '스타트업 프로젝트(STARTUP-project)'를 제시한다. 면역력을 높이는 7가지 슈퍼 처방전을 일상생활에 적용해 보고 내 안의 명의를 깨워 보자.

1. Sleep(수면)

사람은 누구나 깊은 수면을 취하지 못하면 신경이 예민해지고 집중력이 떨어진다. 잠을 제대로 못 자면 면역력이 떨어져 세균에 대한 저항력이 약해지고 세균에 감염되기 쉽다. "잠이 보약이다."라는 말처럼, 잠은 피로한 우리의 몸을 가장 빠른 시간 내에 회복시켜 주는 피로 회복제다. 우리가 자는 동안 몸속 유해한 화학물질과 독소를 청소하며 체내 생체 리듬을 최적화하고 심리적인 안정을 되찾아 주기 때문이다. 건강 수명을 연장하는 데 결정적인 역할을 하는 것은 올바른 수면이다. 오늘부터 7시간의 깊은 수면 습관을 가져 보자.

2. Trekking(걷기)

　건강을 위해서는 운동이 필수라는 사실을 누구나 알고 있다. 하지만 저마다 운동하지 못하는 이유도 매우 다양하다. 우리는 수많은 독소들을 몸속으로 받아들이고 중금속과 각종 오염 물질 속에서 살아간다. 이를 해독하는 데 가장 효과적인 것이 바로 걷기다. 걷기는 혈액순환을 원활하게 해 몸속 노폐물이나 독소를 잘 배출시킨다. 햇볕을 쬐며 걸으면 행복을 느끼게 해 주는 세로토닌이 왕성하게 분비되어 기분이 좋아진다. 심지어 우울증도 예방할 수 있고, 걸으면 걸을수록 면역세포도 활성화된다. 걷기는 혈액순환을 촉진해 백혈구의 활동성을 높여 주는 뛰어난 운동이다. 지금부터 두 다리를 이용해 만 보 이상 걸어 보자.

3. Alkaline water(알칼리 수)

　우리는 만성적인 물 부족 상태로 살아가고 있다. 이러한 상태는 산화 물질이 지속적으로 쌓이게 만들어 노화와 염증을 일으킨다. 체내에 불안정한 상태의 산소를 활성산소라고 한다. 활성산소는 몸속에서 산화작용을 일으키며 세포가 기능을 잃거나 변질을 일으켜 유전자 돌연변이나 암, 각종 질병의 원인이 된다. 이러한 질병으로부터 벗어나려면 몸속의 활성산소를 제거해야 한다. 알칼리 수는 활성산소를 제거하는 활성수소가 풍부하게 들어 있다. 하루 9잔의 이상의 생명수로 물 부족을 해결하고 면역력까지 챙겨 보자.

4. Rainbow diet(무지개 빛깔 식사)

"내가 먹는 음식이 곧 내가 된다."

의학의 아버지 히포크라테스의 명언이다. 잘 먹었다는 의미는 맛있는 음식을 먹었다는 의미가 아니라 반드시 내 몸에 필요한 영양소를 섭취했다는 뜻이다. 그러나 하루 삼시 세끼를 잘 먹는다고 해도 영양의 불균형을 해결하지는 못한다. '잘 먹는다'의 기준이 어렵다면 살아 있는 식물의 영양소인 파이토케미컬을 활용해 보자. 파이토케미컬은 식물이 가지고 있는 색깔 영양소로 각종 미생물과 해충으로부터 자신을 스스로를 지키며 우리 건강까지도 지켜 준다. 무지개 빛깔 천연의 색소, 파이토케미컬을 즐겨 보자.

5. Thank(감사)

우리는 수많은 상처와 과잉 근심으로 불안감을 끌어안고 살아간다. 이러한 스트레스가 지속되면 아무리 풍족하고 여유가 있어도 결코 행복해질 수 없다. 이제는 세상을 바라보는 관점을 새롭게 디자인해 보자. 감사의 마음은 행복의 원천이자 상처를 회복시키는 열쇠가 된다. 감사는 건강의 문을 여는 지름길이다. 감사하는 생활이 습관이 되면 부메랑 효과처럼 감사의 열매가 나에게 다시 돌아온다. 매일매일 3가지씩 감사 일기를 적어 보자.

6. Ultra-clean(해독)

우리가 먹는 음식이 우리를 대변한다. 음식은 위장에서 영양소를 소화하고 흡수하며 노폐물과 독소를 배출한다. 장은 한마디로 노폐물과 독소의 저장 창고다. 몸속에 쌓인 노폐물과 독소를 몸 밖으로 배출해 혈액을 맑게 하며 해독 대사 기능을 높여 주는 것이야말로 건강의 출발점이다. 그래서 장을 이루는 세포 안에는 면역 기능이 필수적이다. 면역력은 장 건강에 의해 좌우되며 장은 인체 건강의 최전선을 수호하는 장기다. 장관면역은 전신면역을 주관하는 사령탑이기 때문에 장관면역을 활성화시키면 몸 전체의 면역력이 강화되어 질병 치유에도 좋은 효과를 기대할 수 있다. 장 건강을 위해서는 장내 균총의 유익균을 증가시키고 유해균을 감소하는 것이 매우 중요하다.

7. Physical temperature(체온)

우리 몸의 면역체계에 문제가 생기면 제일 먼저 체온에 이상신호가 나타난다. 체온의 변화는 컨디션이 좋지 않다는 몸의 경고이자 질병을 고치려는 치유 반응이다. 평소 병을 달고 사는 사람들은 정상 체온보다 낮은 경우가 많다. 체온이 1℃만 떨어져도 몸에서 받는 충격은 매우 대단하다. 반대로 체온이 1℃ 올라가면 세포의 신진대사가 활발해져 면역력도 높아진다. 체온의 상태가 면역의 지표다. 우리 몸은 차가워지면 질병이 찾아오고 따뜻해지면 질병이 달아난다.

'얼마나 오래 사느냐'가 중요한 것이 아니라 사는 동안 '얼마나 행복하게 사느냐'가 관건이다. 그러기 위해서는 누구나 아프지 않고 건강하게 살아야 한다. 질병을 예방하고 건강하게 사는 방법은 바로 내 안의 최고의 의사인 면역력을 높이는 습관으로부터 시작된다.

스타트업 프로젝트에서 제안하는 7가지 슈퍼 처방전을 통해 자신의 건강을 점검해 보고, 올바른 생활 습관을 세워 보자. 잘못된 생활 습관을 본인이 자각했다 하더라도 기존의 생활 방식이 바뀌지 않으면 아무런 의미가 없다.

"지금이 아니면 또 언제란 말인가?"

지금 당장 마음먹고 행동으로 옮겨 보자. 건강하고 활력 있는 인생을 살아가기로 결심한 당신을 뜨겁게 응원한다.

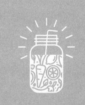

면역력을 높이는
7가지 슈퍼 처방전

- CHECK LIST -

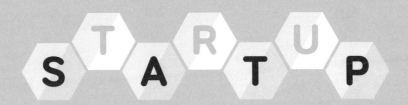

오늘 실천한 스타트업 프로젝트를 체크해 보세요.

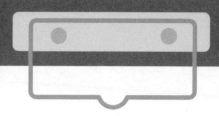

S 수면

수면 시간 : 전날 밤 10 시 30 분 – 오늘 새벽 6 시 00 분
낮잠 시간 : 오늘 낮 12 시 30 분 – 오늘 낮 12 시 50 분

T 걷기

운동 1 : (산책) 운동을 (50)분
운동 2 : (빨리 걷기) 운동을 (10)분

A 수분

오늘 수분 섭취량 : (1,500 ml) 또는 (9)잔

R 식사

아침 : 바나나 2개, 우유 1잔
점심 : 돌솥 비빔밥, 계란국
간식 : 커피 2잔, 비스킷 5조각
저녁 : 생야채 쌈밥 정식, 사과 1개

T 감사

하나, 건강에 대한 소중함을 깨닫게 되어 감사함
둘, 9잔의 수분 섭취에 도전할 수 있어 감사함
셋, 산책하며 마음의 여유를 가질 수 있어 감사함

🔵 해독

소화 습관 :   ☑ 잘됨   ☐ 잘 안됨   ☐ 더부룩함
배변 습관 :   ☐ 정상   ☑ 변비   ☐ 설사   ☐ 변비/설사 교대로
스트레스 강도 :   ☐ 1   ☑ 2   ☐ 3

🔵 체온

오늘의 건강 체온 :

열을 발생 시키기 위해
몸이 떨림 **36.0℃**
암세포 활성화 **35.0℃**

동사 직전인 사람의 체온 **33.0℃**
환각이 보이기 시작함

동공이 확대됨 **29.0℃**

36.5℃ 건강한 사람의 체온
35.5℃ 배설 장애, 알레르기 발생

34.0℃ 물에 빠진 사람의 경우
소생 가능성 50%

30.0℃ 의식 불명 상태

27.0℃ 죽은 사람의 체온

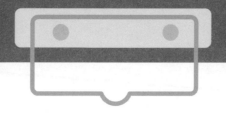

<u>　　년　월　일　～　　월　일</u>

⑤ 수면

수면 시간 : 전날 　　시 　　분 – 오늘 　　시 　　분
낮잠 시간 : 오늘 　　시 　　분 – 오늘 　　시 　　분

① 걷기

운동 1 : (　　　　　　) 운동을 (　　　)분
운동 2 : (　　　　　　) 운동을 (　　　)분

④ 수분

오늘 수분 섭취량 : (　　　ml) 또는 (　　)잔

® 식사

아침 :
점심 :
간식 :
저녁 :

① 감사

하나,
둘,
셋,

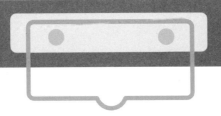

🇺 해독

소화 습관 :　　　□ 잘됨　　　□ 잘 안됨　　　□ 더부룩함
배변 습관 :　　　□ 정상　　□ 변비　　□ 설사　　□ 변비/설사 교대로
스트레스 강도 : □ 1　　　□ 2　　　□ 3

🄿 체온

오늘의 건강 체온 :

열을 발생 시키기 위해
몸이 떨림 **36.0℃**
암세포 활성화 **35.0℃**

동사 직전인 사람의 체온 **33.0℃**
환각이 보이기 시작함

동공이 확대됨 **29.0℃**

36.5℃ 건강한 사람의 체온
35.5℃ 배설 장애, 알레르기 발생

34.0℃ 물에 빠진 사람의 경우
소생 가능성 50%

30.0℃ 의식 불명 상태

27.0℃ 죽은 사람의 체온

내 몸 살리는 면역 건강법

초판 1쇄 인쇄 2017년 9월 13일
초판 1쇄 발행 2017년 9월 20일

지 은 이 **신성호**
펴 낸 이 **권동희**
펴 낸 곳 **위닝북스**
기　　획 **김태광**
책임편집 **채지혜**
디 자 인 **이선영 박정호**
교정교열 **강제능**
마 케 팅 **허동욱**

출판등록 제312-2012-000040호
주　　소 **경기도 성남시 분당구 수내동 16-5 오너스타워 407호**
전　　화 **070-4024-7286**
이 메 일 **no1_winningbooks@naver.com**
홈페이지 **www.wbooks.co.kr**

이 도서의 국립중앙도서관 출판도서 목록(CIP)은 서지정보유통지원시스템
홈페이지(http://seoji.nl.go.kr)와 국가자료공동목록시스템(http://www.nl.go.
kr/kolisnet)에서 이용하실 수 있습니다.(CIP제어번호: CIP2017021668)

위닝북스는 독자 여러분의 책에 관한 아이디어와 원고 투고를 설레는
마음으로 기다리고 있습니다. 책으로 엮기를 원하는 아이디어가 있으신 분은
이메일 no1_winningbooks@naver.com으로 간단한 개요와 취지, 연락
처 등을 보내주세요. 망설이지 말고 문을 두드리세요. 꿈이 이루어집니다.

※ 책값은 뒤표지에 있습니다.
※ 잘못 만들어진 책은 구입하신 서점에서 교환해 드립니다.